Barbara Rias-Bucher

MEERES GEMÜSE UND ALGEN

Kompakt-Ratgeber

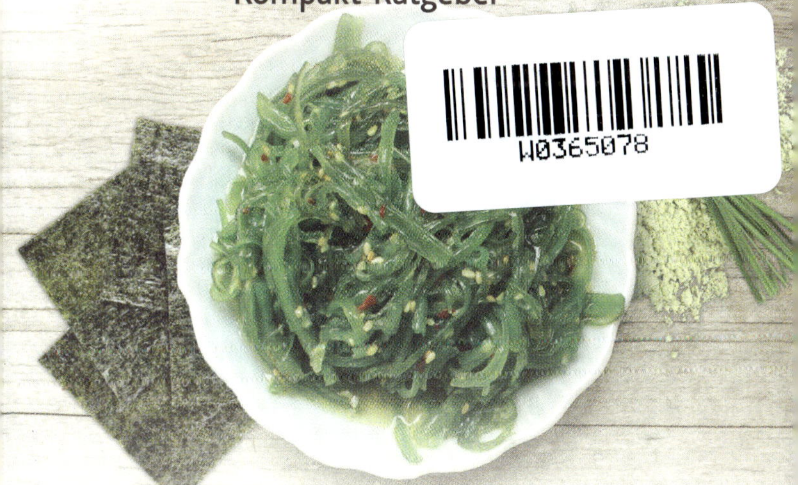

Haben Sie Fragen an Barbara Rias-Bucher?
Anregungen zum Buch?
Erfahrungen, die Sie mit anderen teilen möchten?

Nutzen Sie unser Internetforum:
www.mankau-verlag.de

mankau

Impressum

Bibliografische Information der Deutschen Nationalbibliothek
Die Deutsche Nationalbibliothek verzeichnet diese Publikation in der Deutschen Nationalbibliografie; detaillierte bibliografische Daten sind im Internet über http://dnb.d-nb.de abrufbar.

Barbara Rias-Bucher
Meeresgemüse und Algen – Gesunde Lebensmittel aus dem Ozean
Kompakt-Ratgeber
ISBN 978-3-86374-386-4
1. Auflage Juli 2017

Mankau Verlag GmbH
D-82418 Murnau a. Staffelsee
Im Netz: www.mankau-verlag.de
Internetforum: www.mankau-verlag.de/forum

Redaktion: Julia Feldbaum, Augsburg
Endkorrektorat: Susanne Langer M. A., Germering
Cover/Umschlag: Andrea Barth, Guter Punkt GmbH & Co. KG, München
Layout: X-Design, München
Satz und Gestaltung: Lydia Kühn, Aix-en-Provence, Frankreich
Energ. Beratung: Gerhard Albustin, Raum & Form, Winhöring

Bildnachweis:
© Barbara Rias-Bucher: 4 u., 5 u., 38–39, 40, 42, 44, 50, 55, 58 u., 62 o., 75, 77, 89, 90–91, 95, 98, 101, 102/Umschlag U3, 109, 113, 117
© Fotolia: teelesswonder: 5, 64–65; nobmin55: 12; marilyn barbone: 14; Georgios Kollidas: 16; vladislav333222: 19; woyzzeck: 24/Umschlag U2; aquaphoto: 33; pairoj: 37; Picture Partners: 46; KPS: 47, 78; nutria3000: 53; pakes: 62 u.; baibaz: 63; kim: 66/Umschlag U2; superfood: 69; Boris Ryzhkov: 70; jreika: 73, 78, 82, 85; Visionsi: 80; z10e: 86; Viktorija: 93; mallivan: 96; Comugnero Silvana: 107; A_Lein: 110; David Pimborough: 114; zi3000: 118; annapustynnikova: 121; Lukas Gojda: 123/Umschlag U3
© Can Stock Photo: kml: 4 o., 6–7; Shakzu: 58 o.

Druck: Westermann Druck Zwickau GmbH, Zwickau/Sachsen

»Ich bin ein Öko-Buch!«
Das im Innenteil eingesetzte EnviroTop-Recyclingpapier wird ohne zusätzliche Bleiche, ohne optische Aufheller und ohne Strichauftrag produziert. Es besteht zu 100 % aus recyceltem Altpapier und entstammt einer CO_2-neutralen Produktion. Das Papier trägt das Umweltzeichen »Der blaue Engel«.

Hinweis für die Leser:
Die Autorin hat bei der Erstellung dieses Buches Informationen und Ratschläge mit Sorgfalt recherchiert und geprüft, dennoch erfolgen alle Angaben ohne Gewähr. Verlag und Autorin können keinerlei Haftung für etwaige Schäden oder Nachteile übernehmen, die sich aus der praktischen Umsetzung der in diesem Buch vorgestellten Anwendungen ergeben. Bitte respektieren Sie die Grenzen der Selbstbehandlung und suchen Sie bei Erkrankungen einen erfahrenen Arzt oder Heilpraktiker auf.

Vorwort

Algen sind erstaunliche Pflanzen: Darunter finden sich die längsten Organismen der Erde ebenso wie Winzlinge, die man nur unter dem Mikroskop erkennen kann. Algen reinigen die Meere, indem sie Schwermetalle binden, und wie alle Pflanzen produzieren sie Sauerstoff aus Kohlendioxid, das für uns giftig ist. Bestimmte Rotalgenarten begünstigen die Bildung von Korallenriffen und tragen so zur »Reparatur« von Umweltschäden bei, die der Mensch verursacht hat.

Algen sind seit Jahrtausenden wichtige Lebensmittel für die Bewohner von Küstenregionen und Inseln, und in Zukunft werden sie weltweit an Bedeutung für unsere Ernährung gewinnen. Denn sie enthalten hohe Mengen an Eiweiß, lebensnotwendigen Fettsäuren, Mineralstoffen und Vitaminen.

In diesem Kompakt-Ratgeber stelle ich Ihnen die essbaren Algen vor, die es als Meeresgemüse oder Nahrungsergänzungsmittel zu kaufen gibt. Ich informiere Sie über Gesundheitsaspekte, Bioaktivstoffe in Algen und über Risiken, die Sie kennen müssen. Ab Seite 66 finden Sie Rezepte für interessante Gerichte aus der östlichen und westlichen Algenküche.

Gutes Gelingen und viel Genuss mit dem
Gemüse aus dem Meer wünscht Ihnen
Barbara Rias-Bucher

Inhalt

Vorwort 3

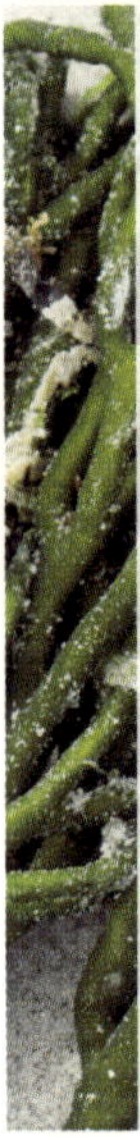

Algen-Know-how 7

Kleine Algenbiologie 8

Nahrung aus dem Meer 10
Asiens Klosterküche 11

Produktion und Ernte 12
Algen für die Industrie 13

Algen als Lebensmittel 15

Essen aus dem Ozean 17
Große und kleine Nährstoffe 17
Vollwertige Lebensmittel 18
Jod und Meeresgemüse 20
Rein vegetarisch 23
Eiweiß maßvoll zuführen 25
Wichtige Fettsäuren 27

Schadstoffe in Algen? 29
Detoxing mit Algen 29

Küchenstar Meeresgemüse 31
Algen und Co. kaufen 31
... aufbewahren 32
... selbst ernten 32
... vorbereiten 34

Zehn Tipps für Meeresgemüse 36

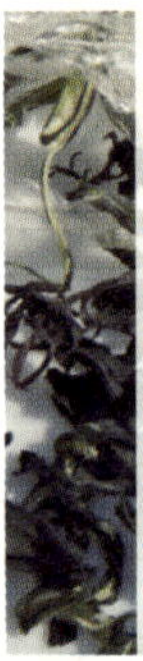

Algen-Porträts 39

Arame 40
Dulse 42
Hijiki 44
Knorpeltang 46
Kombu 47
Kelp, Zuckertang 50
Meeresspaghetti 50
Meersalat 53
Nori 55
Laver 58
Seaweed Salad 58
Wakame 59
Mikroalgen:
Agar-Agar 62
Chlorella 62
Spirulina 63

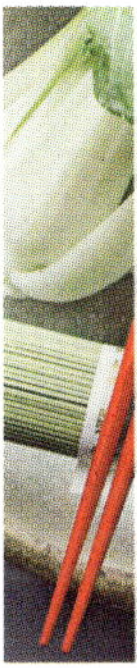

Rezepte aus Asien 65

Wakame-Suppe 66
Miso-Suppe mit Spinat 67
Dashi mit Kurkuma 68
Arame-Suppe 70
Gemüse-Tempura 71
Kombu mit Reis 72
Ramen mit Gemüse 74
Frühlingssalat 76
Auberginen in Dashi 78
Kelp-Suppe 79
Marinierter Tofu mit Salat ... 80
Gemüsesalat 82
Gemüsespieße mit Dip 84
Sushi vegan 86
Sushi-Reis 88
Ingwertee mit Dulse 89

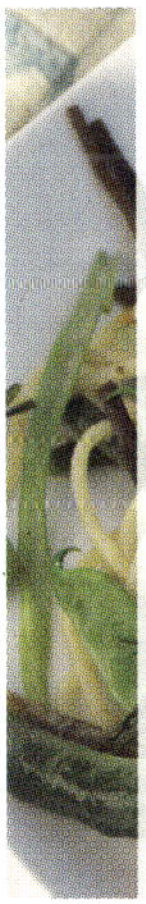

Rezepte aus Europa 91

Brokkolisuppe mit Chlorella 92
Hafersuppe 94
Eiersalat 96
Kartoffelauflauf............ 97
Zitronensuppe mit Reis 98
Rote-Bete-Salat 100
Seetangsalat mit Chili...... 102
Reisnudeln mit Meeresgemüse 103
Couscous mit Nori 104
Gefüllte Zucchiniblüten 106
Hefeküchlein mit Nori 108
Knäckebrot mit Dulse 110
Wakame-Frikadellen 112
Laverbread 114
Laver-Suppe 115
Spaghetti mit Haricot de mer 116
Zucchini-Quiche mit Arame 118
Gedünsteter Rettich 120
Matcha-Mus 121
Gerstengras-Drink 122

Glossar 124
Nützliche Adressen 126
Register 127

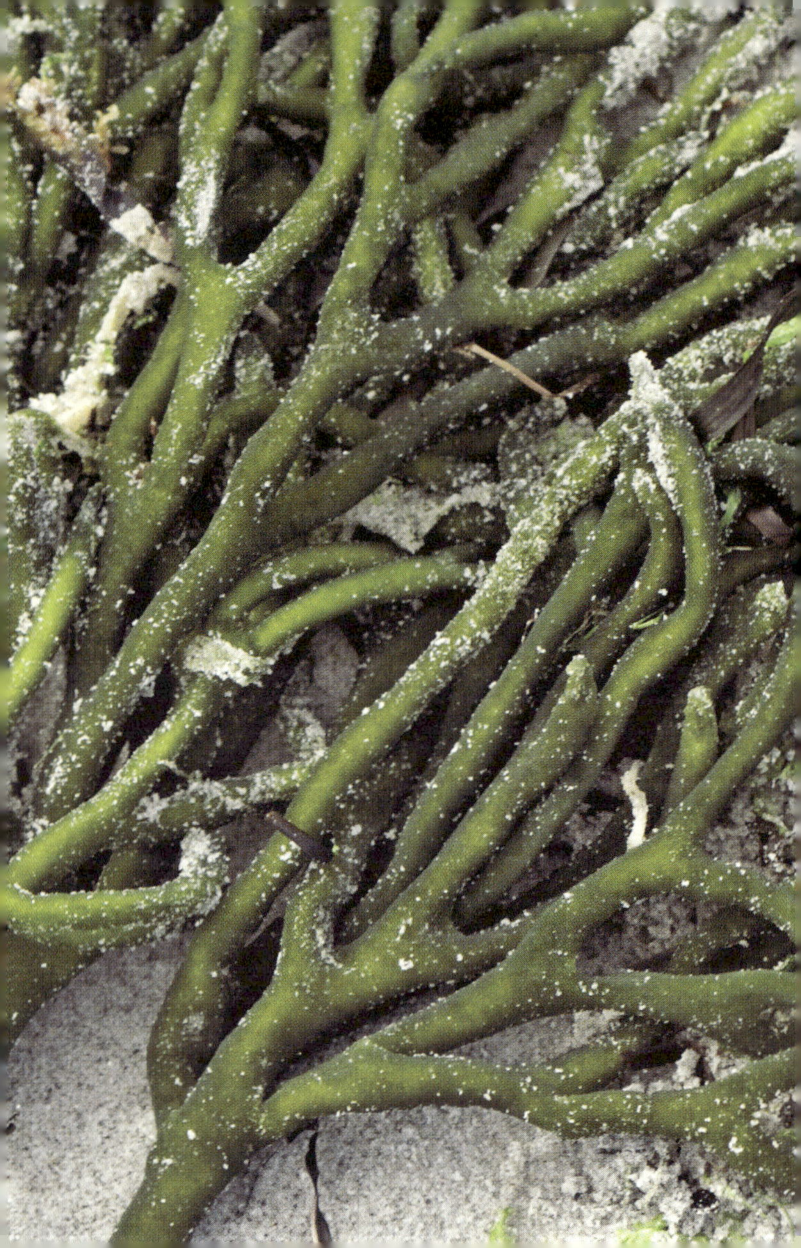

Algen-Know-how

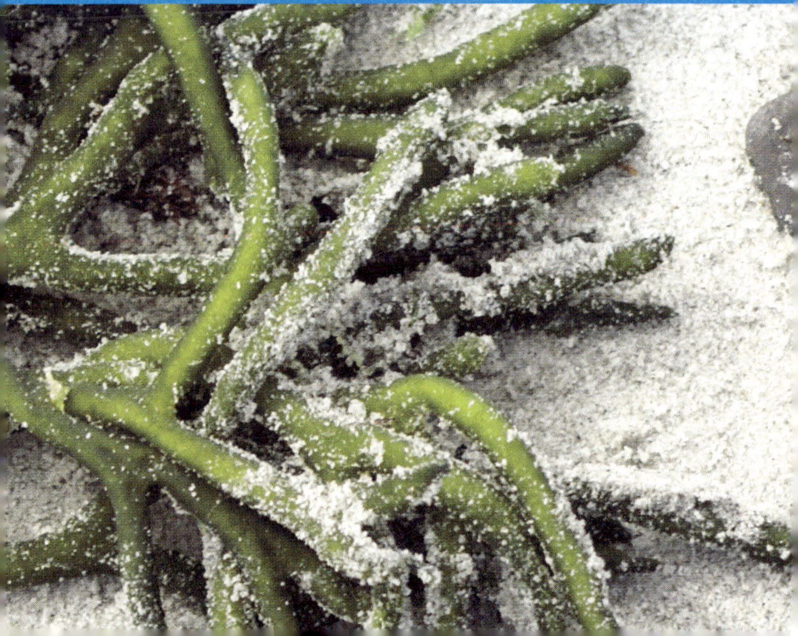

Kleine Algenbiologie

Algen zählen zu den ältesten Lebewesen unseres Planeten und machen etwa 95 Prozent der Meeresvegetation aus. Genau wie Landpflanzen gehören sie verschiedenen Gattungen an, die sich stark voneinander unterscheiden: mikroskopisch klein die einen, von gewaltigen Ausmaßen die anderen. Riesentange wie Kelp können bis zu 60 Meter Länge erreichen.
Mikroalgen bilden unter anderem mit Bakterien, Einzellern, Minikrebsen und Fischlarven das Plankton, eine frei im Meer treibende »Wolke« lebender Organismen, von der sich zum Beispiel Wale ernähren. Besteht diese Lebensgemeinschaft vorwiegend aus Mikroalgen und Cyanobakterien (Blaualgen), spricht man von Phytoplankton (→ auch Seite 27), das sowohl zur Nahrungskette von tierischen Kleinstlebewesen als auch Fischen gehört.
Zum eigentlichen Meeresgemüse zählen nur Makroalgen, die man in drei Hauptgruppen einteilt:

- Braunalgen *(Phaeophyceae)* enthalten ein bestimmtes Carotinoid (Fucoxanthin). Dieses orange-gelbe Pigment ergibt in Kombination mit Chlorophyll den bräunlichen Farbton. Es sind mächtige Pflanzen, zu denen auch Kelp oder Kombu zählt. Braunalgen wachsen fast ausschließlich im Salzwasser: Manche als dichte Wälder auf dem Meeresgrund; sie bilden Blasen, die mit Gas gefüllt sind, sodass sie schwimmen oder aufrecht im Wasser stehen können. Andere, wie die Gattung Sargassum, treiben im Meer; sie haben der Sargassosee im Atlantik den Namen gegeben. Die meisten Braunalgen aber gedeihen am besten auf felsigen Küsten, und nur wenige vertragen starke Brandung.

Rotalgen *(Rhodophyta)* gelten manchen Botanikern als das »rote Pflanzenreich«. Vier Pigmente bestimmen die Farbgebung, deren Menge sich nach der Lichtintensität richtet. Deshalb wechseln Rotalgen je nach Wassertiefe den Farbton: Carrageen *(Chondrus crispus)* zum Beispiel, das nahe an der Wasseroberfläche wächst, ist hellgrün. Im tiefen Wasser reichert es rotes Phycoerythrin an, weil dieses auch schwaches Licht absorbiert und so die Fotosynthese unterstützt.

Grünalgen *(Chlorophyta)* gibt es in außerordentlich großer Arten- und Formenfülle von Einzellern wie Chlorella und bis zu Vielzellern wie Meersalat mit langen »Blättern« (botanisch korrekt: Thalli). Nur etwa 13 Prozent sind Meeresbewohner, die restlichen wachsen in Flüssen, Seen, im Gartenteich und im Aquarium, sogar an Steinen und Baumstämmen. Grünalgen gleichen Landpflanzen: Vorherrschendes Pigment ist das Blattgrün Chlorophyll, und die durch Fotosynthese gewonnene Energie wird in Form von Kohlenhydraten gespeichert.

Nahrung aus dem Meer

Essbare Algen als Grundnahrungsmittel nutzen die Menschen in China, Polynesien, auf Hawaii und in den Inselregionen des Fernen Ostens vermutlich schon seit etwa 10.000 Jahren. Ostasiens lange Küsten mit ungeheuer reichhaltiger und vielfältiger Meeresflora sicherten die kostenlose Versorgung mit diesen proteinreichen Pflanzen, die wesentliche Mineralstoffe und Vitamine enthielten und wenig Fett, doch wertvolle Fettsäuren. Auch in Europa waren Algen immer traditionelles Lebensmittel für Küstenbewohner: Laitue de mer (Meersalat) und Haricot de mer (Meeresspaghetti) in Nordfrankreich, Laver (Nori) und Kelp (Kombu), Carrageen (Irisch Moos) und Dabberlocks (Wakame) in Irland, Wales und Schottland. So war getrocknete Dulse nahrhafter Snack für irische Fischer und schottische Highlander; Archäologen zufolge gehörte Dulse bereits vor der Zeitenwende zur alltäglichen Nahrung der Küstenbewohner der britischen Inseln. Das traditionelle irische Sodabrot kann Dulse enthalten, und auch Carrageen wurde zu Brot verarbeitet. Laverbread (→ Seite 114) dagegen hat nichts mit Brot zu tun, sondern ist ein spinatähnliches Püree aus Nori. Es wird entweder zu Lamm serviert oder mit Haferflocken vermischt wie Frikadellen in Speckfett gebraten; die Rezepte finden Sie auf Seite 66 ff. Haricot de mer, in Butter geschwenkt, ist in England und Frankreich Beilage zu Fisch und Meeresfrüchten. In frischer

Laitue de mer werden Jakobsmuscheln gewickelt und als Spießchen mit Tomaten gebraten.
Doch während im Westen Algen seit jeher mehr dazu beitrugen, das knappe Nahrungsangebot aufzustocken, und folglich als Lebensmittel der kleinen Leute galten, die sich Fisch nicht leisten konnten, schätzte man im Fernen Osten die Pflanzen aus dem Meer schon immer sehr: Algen waren fester Bestandteil der edlen Teezeremonie: Mit Agar-Agar (japanisch: tengusa) – »himmlisches Gras« – werden zum Beispiel süße Gelees zubereitet, die zu Matcha-Tee passen.

Asiens Klosterküche

Die vegetarische Shojin-Küche, von Zen-Mönchen entwickelt, ist Ausdruck des Strebens nach Harmonie. Kein Tier wird dafür getötet, der Koch arbeitet höchst konzentriert im Einklang mit der Natur, die ihm alle Schätze des Pflanzenreichs zur Verfügung stellt, die im Wasser und in der Erde wachsen. Man verwendet keinerlei Fertiggerichte oder Saucen, die heutzutage auch in Japan das alltägliche Kochen so erleichtern. Grundlage für Suppen und Saucen der Klosterküche ist selbst gekochter Fond aus Kombu, und, um der Reinheit willen, wird diese Dashi (→ Seite 67) nur schwach gewürzt. Aus der Edo-Zeit (1603–1868) stammt ein Kochbuch, das Rezepte für 21 unterschiedliche Algenarten enthält – Zeichen dafür, dass Meeresgemüse auch in der bürgerlichen Küche so wichtig war wie Gartengemüse.

Produktion und Ernte

Algenerzeugung gehört bereits seit den 1980er-Jahren zu den Schlüsselindustrien Japans, und die Gewinnung von Algen als Handelsware reicht bis ins Mittelalter zurück. Nori zum Beispiel hat man damals bereits in geschützten Flachwassergebieten kultiviert: In der Bucht von Tokio wurden in Küstennähe Bambuspfähle verankert, an denen die dunkelgrünen Meerespflanzen wuchsen. Sie wurden dann gesammelt, in Süßwasser gespült und schließlich zum Trocknen auf hölzernen Gestellen ausgelegt: in hauchdünnen Blättern ähnlich wie handgeschöpftes Papier.

Nori bei der Weiterbehandlung nach der Ernte.

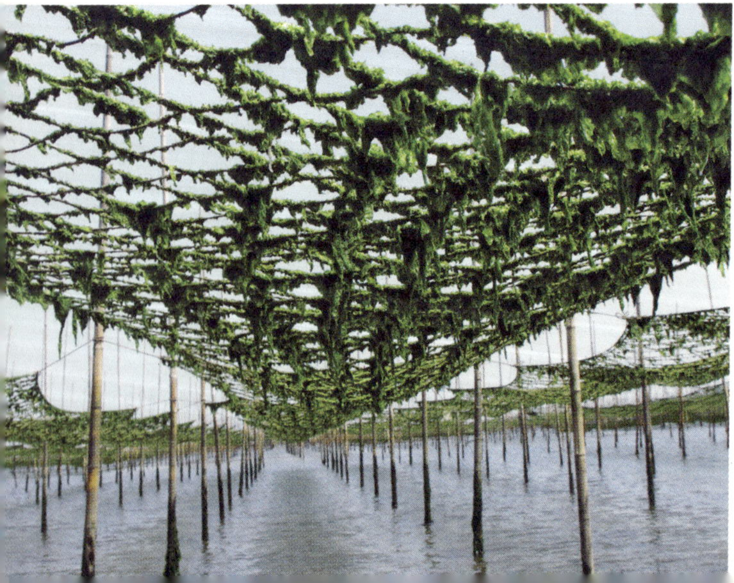

Um die weltweite Nachfrage von jährlich mehr als neun Millionen Tonnen Meeresgemüse (marine Makroalgen) zu decken, genügen die natürlichen Algenbestände und die traditionellen Produktionsweisen bei Weitem nicht mehr; allein in Japan werden jedes Jahr Milliarden von Noriblättern konsumiert. Auch der Bedarf an Kombu und Wakame ist inzwischen so groß, dass sie zwar noch durch Küstenfischerei geerntet, doch vorwiegend in Aquakultur angebaut, dann industriell verarbeitet und weltweit vermarktet werden. Die wichtigsten Erzeugerländer sind China, Japan, Indonesien, die Philippinen, Chile, Nord- und Südkorea sowie – allerdings in weit geringeren Mengen – Frankreich (Bretagne), Irland, Großbritannien, Norwegen (Nordatlantik) und die Insel Sylt.

Algen für die Industrie

Der überwiegende Teil aller Algen wird von verschiedenen Industriezweigen genutzt, zum Beispiel Textil-, Leder- und Kosmetikindustrie. Algen sind Zusatzstoffe bei einer Vielzahl von Lebensmitteln: Carrageenan, ein Kohlenhydrat aus Rotalgen, dient als Stabilisator in Milchprodukten, Geliermittel in Pudding, Fertigdesserts und Süßwaren. Agar-Agar, das pflanzliche Geliermittel, das auch Vegetarier und Veganer anstelle von Gelatine verwenden, stammt ebenfalls von Rotalgen. Die Nahrungsmittelindustrie verwendet es als Emulgator in Mayonnaise und Fertigsaucen. Alginat aus Braunalgen

wird als Schaumstabilisator in Bier und als Verdickungsmittel in Marmelade eingesetzt. Mit Mikroalgen kann man Lebensmittel färben: AFA-Algen enthalten den blauen Farbstoff Phycocyanin, Chlorella und Spirulina eine ganze Menge grünes Chlorophyll. Inzwischen sind sie auch Nahrungsergänzungs- und Heilmittel, denn sie zählen aufgrund ihres Nährstoffreichtums zu den sogenannten Superfoods. Außerdem gibt es Produkte, die mit Algen angereichert sind, zum Beispiel Nudeln oder Knusperbrot mit Spirulina.
Auch Pharmazie und Medizin nutzen Algen, zum Beispiel als Heilmittel gegen Parasiten, Husten, Gicht und Bluthochdruck. Bestimmte Rotalgen produzieren Schleimpolysaccharide, die ein festes Gel bilden, auf dem man im Labor Gewebekulturen züchtet.

Auch die Naturkosmetik verwendet Algen.

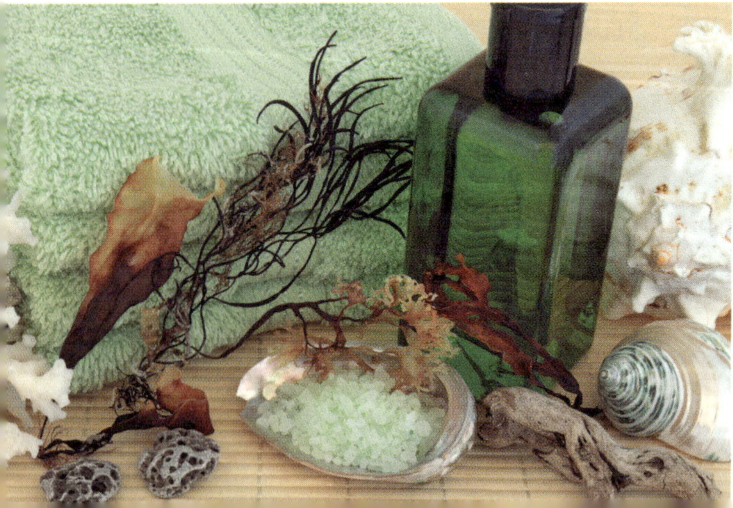

Algen als Lebensmittel

In den 1980er-Jahren hat man auch bei uns Algen als vollwertiges Lebensmittel und pflanzliche Alternative zu Fisch und Fleisch entdeckt. Überregional bekannt wurde Meeresgemüse durch die makrobiotische Ernährung. Diesem Ernährungskonzept, das von einem Deutschen entwickelt (→ Kasten, Seite 16) und später von dem Philosophen Georges Ohsawa (1893–1966) und dem Ernährungswissenschaftler Michio Kushi (1926–2014) modernisiert wurde, haben wir es auch zu verdanken, dass getrocknete Algen in Naturkostläden und Biosupermärkten ganz leicht zu bekommen sind. Michio Kushi lehrte, dass Meeresgemüse der Übersäuerung des Blutes entgegenwirkt und dabei helfen kann, Fett und Schleim zu neutralisieren. Generell sollten bei makrobiotischer Ernährung Lebensmittel aus dem Meer mit Pflanzen kombiniert werden, die über der Erde wachsen.

Schon damals galten Algen auch als Nahrung der Zukunft, die große Mengen von Menschen mit lebensnotwendigen Nährstoffen versorgt und die fortschreitende Überfischung der Meere stoppen könnte. Allerdings konnte auch diese wichtige Erkenntnis den Algenkonsum im Westen nicht gerade befeuern. Das hat erst der Sushi-Boom geschafft, der uns Algen buchstäblich schmackhaft machte. Wir entdeckten den hohen Wert der japanischen Küche, die Feinschmecker, Gesundheitsbewusste und Ästheten am Esstisch gleichermaßen erfreut.

INFO

DER ERSTE MAKROBIOTIKER …

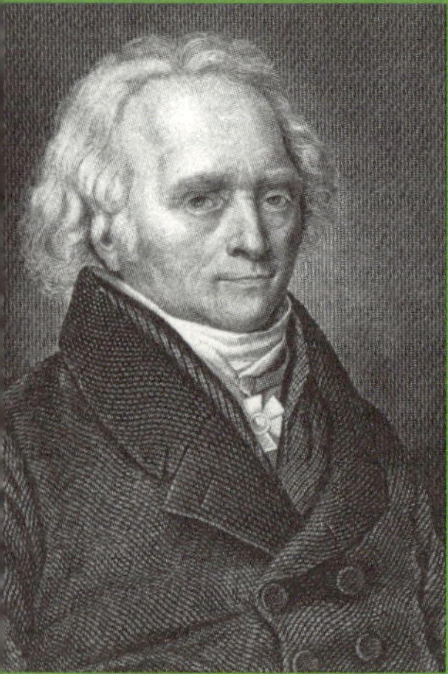

… war der deutsche Arzt Christoph Wilhelm Hufeland (1762–1836). In seinem Hauptwerk »Makrobiotik oder Die Kunst, das menschliche Leben zu verlängern« vertrat er die These, der Mensch könne bei entsprechender Lebensweise mit vernünftiger Ernährung und Verzicht auf Genussmittel, mit viel Bewegung an frischer Luft, Hygiene und Abhärtung bis zu 200 Jahre alt werden. Er warnt davor, nur noch verfeinerte Nahrung zu konsumieren. »Die Folge davon ist«, so Hufeland, »dass eine beständige Überfüllung aller Gefäße entsteht, und diese stört immer das Gleichgewicht und also Gesundheit und Leben.« Klingt das nicht hochaktuell? Schließlich erinnern Ernährungswissenschaftler unermüdlich daran, dass der menschliche Stoffwechsel auf Mangel programmiert ist, denn Nahrung war bis in die jüngste Zeit immer ein knappes Gut. Hunger und Durst müssen zwar gestillt, jedoch nicht durch permanentes Essen und Trinken unterdrückt werden.

Essen aus dem Ozean

In diesem Kompaktratgeber unterscheide ich zwischen Mikroalgen, die in erster Linie als Nahrungsergänzungsmittel dienen, und dem Lebensmittel Makroalgen, dem eigentlichen Meeresgemüse, das ich Ihnen in ausführlichen Pflanzenporträts vorstelle. Auch die Rezepte ab Seite 66 enthalten Makroalgen, die alle für die Zufuhr von Proteinen, Fettsäuren, Mineralstoffen und Vitaminen sorgen; in der veganen Ernährung ersetzt Meeresgemüse tierische Produkte.

Große und kleine Nährstoffe

Die Ernährungsmedizin unterscheidet zwischen den Makronährstoffen Eiweiß, Fett und Kohlenhydraten sowie den Mikronährstoffen Vitaminen, Mineralien und Spurenelementen. Auch Ballaststoffe und sekundäre Pflanzenstoffe zählt man zu den Mikronährstoffen.
Dabei beziehen sich die Zusätze »Makro« und »Mikro« auf die Molekülgröße der Nährstoffe und nicht auf ihre Bedeutung für den Organismus: Proteine, Fette und Kohlenhydrate sind große Moleküle, die sich aus verschiedenen Einzelbausteinen zusammensetzen, während Mikronährstoffe kleinere Moleküle bilden.
Unser Bedarf an den beiden Nährstoffgruppen ist mengenmäßig sehr unterschiedlich: Von Makronährstoffen brauchen wir je nach Körpergröße und Lebensalter mehr als 500 Gramm täglich, denn Kohlenhydrate und Fett

versorgen uns vorwiegend mit Energie, Proteine liefern die »Baustoffe« für die Bildung unserer Körpersubstanz wie Muskelmasse oder Fettgewebe zum Schutz der inneren Organe.
Bei Mikronährstoffen, die wir unter anderem für Stoffwechsel, Sinnesorgane, intakte DNA und stabiles Immunsystem brauchen, ist der Bedarf weit geringer: So reichen beispielsweise etwa 100 Milligramm (mg) Vitamin C oder etwa 5 Mikrogramm (µg) Vitamin B_{12}.

Vollwertige Lebensmittel

Meeresgemüse und Algen tragen wesentlich dazu bei, uns auch bei vegetarischer Lebensweise mit beiden Nährstoffgruppen zu versorgen: Reichlich vorhanden sind Proteine mit allen essenziellen Aminosäuren und Kohlenhydrate mit wichtigen Ballaststoffen. Wie bei allen Pflanzen ist das Fettsäuremuster günstiger für den Organismus als bei tierischen Lebensmitteln, weil es das Risiko für ernährungsbedingte Krankheiten senkt. Die Meerespflanzen versorgen uns mit essenziellen Fettsäuren, darunter den lebenswichtigen Omega-3-Fettsäuren (→ Seite 27 f.). Bedeutsam für unsere Gesundheit sind auch Vitamine und Mineralstoffe. Viele Meeresgemüse enthalten mehr Vitamin C oder Beta-Carotin als Vorstufe zu Vitamin A als Obst und Gemüse. Sie sind eine der wenigen pflanzlichen Quellen für Vitamin B_{12}, das sonst nur in tierischen Lebensmitteln vorkommt. Allerdings weiß man noch nicht genau, ob wir dieses Vitamin auch

nutzen können, wenn es von Pflanzen stammt. Generell gilt: Rot- und Grünalgen sind reicher an den Vitaminen B_1 und B_{12}, an Folsäure und Pantothensäure als Braunalgen, während die Konzentration von Niacin und Vitamin C in allen Algen etwa gleich hoch ist.
Der Gesundheit kommt auch zugute, dass Meeresgemüse Mineralien aus dem Meerwasser absorbiert. Besonders hoch ist der Gehalt an Calcium für den Aufbau von Knochen und Zähnen und Eisen für die Bildung roter Blutkörperchen: Bei Eisen liegt er um ein Mehrfaches höher als in Eigelb oder Spinat. Kalium reguliert zusammen mit Natrium den Wasserhaushalt; eine ausreichende Kaliumzufuhr ist überdies für das Zellwachstum wichtig. Magnesium ist genau wie Calcium Knochenbaustoff; außerdem steuert es Muskel- und Nervenfunktionen, hilft beim Aufbau von Enzymen, die wiederum den Energiestoffwechsel regeln. Zink brauchen wir für Stoff-

Ernte auf einer Meeresgemüseplantage in Indonesien.

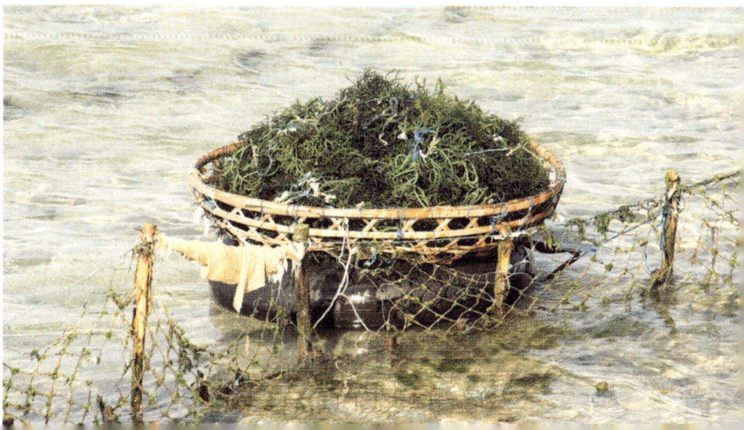

wechselvorgänge; es aktiviert Enzyme für die Speicherung von Insulin. Selen ist wichtiger Oxidationsschutz für die Körperzellen und gilt als antikanzerogen. Noch nicht vollständig geklärt ist, ob Selen auch vorbeugend bei Herzinfarkt wirkt und das Immunsystem generell stabilisiert.

Jod und Meeresgemüse

Genau wie Seefisch enthalten auch Meeresgemüse und Algen reichlich Jod, ein Spurenelement, das als Bestandteil der Schilddrüsenhormone zu den lebenswichtigen Mikronährstoffen zählt. Diese Hormone, die nur mit Jod gebildet werden können, sind an der Steuerung von Wachstum, Knochenbildung, Gehirnentwicklung und am Stoffwechsel beteiligt, beeinflussen das Allgemeinbefinden, die Psyche und – über die Insulinausschüttung und den Kohlenhydratstoffwechsel – auch das Körpergewicht. Die optimale Jodzufuhr ist deshalb außerordentlich wichtig für unsere Gesundheit, und eine Überdosis schadet ebenso wie Jodmangel.

In Regionen, in denen die Menschen traditionell viele jodreiche Lebensmittel wie Seefisch, Meeresfrüchte und Meeresgemüse essen, ist die ausreichende Zufuhr im Alltag überhaupt kein Problem. Doch in sogenannten Jodmangelgebieten, zu denen auch Deutschland gehört, müssen wir auf den Jodgehalt unserer Lebensmittel achten, um Mangel vorzubeugen: Bei Jod schwanken die Zufuhr-Empfehlungen zwischen 200 und 500 µg pro

Tag. Ich halte diese Empfehlung für etwas missverständlich, denn Jod wird über Wochen im Organismus gespeichert, sodass eine tägliche Zufuhr bei einer gesunden Schilddrüse gar nicht notwendig ist.
Für die Praxis der Ernährung mit Meeresgemüse heißt das: Einmal pro Woche ein Hauptgericht mit Meeres-

INFO

GUTES SCHÄTZEN LERNEN

An den Pflanzen aus dem Meer erkennen wir den Wert eines Lebensmittels – nicht nur weil gute Qualität ihren Preis hat, sondern weil Auswahl und Zubereitung von Meeresgemüse ein hohes Maß an Achtsamkeit erfordern. Denn anders als die Menschen in Ostasien sind wir nicht seit Jahrtausenden an eine algenreiche Ernährung gewohnt: Inzwischen weiß man, dass die Mikrobiota in unserem Darm auf Algen (noch) nicht so eingestellt ist, dass wir sie restlos verdauen können – einen bedeutenden Teil der Algen-Kohlenhydrate zum Beispiel nutzen wir nicht als Energielieferanten, sondern als Ballaststoffe, die unser Immunsystem stärken und die Verdauung in Schwung bringen. Und aufgrund ihres hohen Jodgehalts eignen sie sich nicht als Grundnahrungsmittel, das wir jeden Tag essen sollten. Meeresgemüse dient uns deshalb vorwiegend als Heilmittel, als Würze und als vegetarische Alternative zu Fisch und Meeresfrüchten.

gemüse und ein- oder zweimal pro Monat eine kleine Portion Sushi ist für gesunde Menschen in Ordnung. Mehr sollte es nicht sein, denn auch eine intakte Schilddrüse kann durch mehrfache hohe Jodzufuhr irritiert werden und unkontrolliert reagieren. Und eine dauerhafte Überversorgung kann allmählich zur Unterfunktion der Schilddrüse (jodinduzierte Hypothyreose) führen, eine höchst unangenehme Erkrankung mit einer Fülle von somatischen und psychischen Problemen – zum Beispiel Verdauungsstörungen, Gewichtszunahme und Angstzustände.

Wer bereits an einer autoimmunen Funktionsstörung der Schilddrüse wie Morbus Basedow, Hashimoto, Thyreoiditis de Quervain oder sogenannten heißen Knoten in der Schilddrüse leidet, muss auf Meeresgemüse ganz verzichten. Denn erstens weiß man nie genau, wie viel Jod eine Algenmahlzeit enthält. Bei Schilddrüsenpatienten jedoch muss die Jodzufuhr medikamentös geregelt werden, und die genaue Dosis legt der Arzt aufgrund einer Blutuntersuchung fest. Zweitens kann eine erhöhte Jodzufuhr sofort eine Art Überreaktion der Schilddrüse auslösen, sodass der autoimmune Entzündungsprozess wieder aufflammt. Vor allem bei älteren Menschen kann es »schon nach einmaligem Verzehr jodreicher Algen zu einer jodinduzierten Hyperthyreose und damit zu einer unter Umständen lebensbedrohlichen Entgleisung des Stoffwechsels kommen«, betont das Bundesinstitut für Risikobewertung (BfR).

Rein vegetarisch

Meeresgemüse und Algen passen zu pflanzlichen Lebensmitteln viel besser als zu Fisch oder gar Fleisch, obwohl es auch dazu durchaus traditionelle Gerichte gibt, die Sie bei den einzelnen Algenporträts aufgelistet finden. Doch in diesem Buch habe ich mich für vegetarische und vegane Rezepte mit dem Powerfood aus dem Meer entschieden – zugunsten der modernen, leichten Kost, zu der Ernährungswissenschaftler und inzwischen auch immer mehr Mediziner raten.

Algen enthalten je nach Art unterschiedliche Kohlenhydrate und viele Ballaststoffe. In Kombination mit anderen pflanzlichen Produkten kommen wir dann ganz leicht auf 30 Gramm Ballaststoffe pro Tag, die uns die Deutsche Gesellschaft für Ernährung (DGE) empfiehlt. Dabei hilft die sogenannte »Fünf-am-Tag-Regel«: Zusätzlich zu Vollkorn, Kartoffeln, Salat, Kräutern und Hülsenfrüchten sollen wir täglich mindestens drei Portionen Gemüse und zwei Portionen Obst essen. In Gramm ausgedrückt entspricht das etwa 200 Gramm gegartem Gemüse, 200 Gramm Rohkost und 250 Gramm Obst. Mehr darf es immer sein, weniger schadet auf Dauer: Zahlreiche Studien haben ergeben, dass Pflanzen als Hauptbestandteil unserer Ernährung den Blutdruck senken, Herzerkrankungen, Diabetes, Übergewicht und Insulinresistenz vorbeugen, das Demenz- und Krebsrisiko verringern und generell das Immunsystem unterstützen. Ballaststoffe spielen eine wesentliche Rolle bei diesem

Plus für Gesundheit und Wohlbefinden: Sie sättigen und liefern dabei nur Minimengen an Energie – gut für die lebenslange schlanke Linie. Sie erhöhen das Volumen der Nahrung im Darm, machen sie weicher und senken so den Druck im Innern des Verdauungstraktes – Prävention gegen Verstopfung und Divertikulose. Sie binden Stoffwechselprodukte, die entsorgt werden sollten, sobald sie ihre Funktion erfüllt haben: Überschüssiges Cholesterin und sekundäre Gallensäuren werden rascher ausgeschieden, und das beugt Fettstoffwechselstörungen vor. Schließlich profitiert unser Immunsystem von jedem pflanzlichen Lebensmittel, das viele Ballaststoffe enthält: Bakterien in unserem Dickdarm ernähren sich von Ballaststoffen, gewinnen dadurch Energie und vermehren sich. Dabei entstehen bestimmte Fettsäuren, die entzündungs- und krebshemmend wirken.

Gemüse steht für Gesundheit und Wohlbefinden.

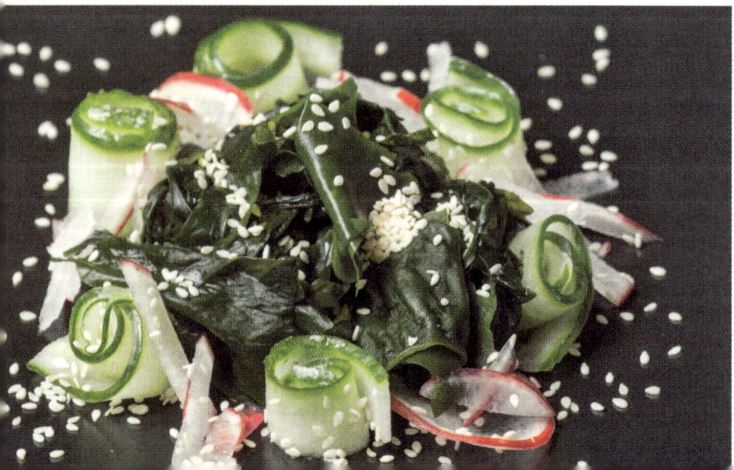

Denn diese Fettsäuren verzögern die Vermehrung von Tumorzellen, hindern sie an der Verbreitung und wirken so gegen Metastasenbildung. Zudem unterstützen sie den programmierten Zelltod, mit dem unser Organismus sich gegen schädliche Zellen wehrt und sie vernichtet.

Eiweiß maßvoll zuführen

Meeresgemüse und Algen gehören zu den eiweißreichen Pflanzen mit allen essenziellen Aminosäuren, die wir täglich brauchen. Dabei ist der Gehalt an Proteinen moderat, genau richtig also für Menschen in den Industrienationen, die gewöhnlich so viel (tierisches) Eiweiß aufnehmen, dass Experten schon seit geraumer Zeit vor dieser regelrechten »Eiweißmast« warnen. Dazu ein paar Zahlen: Empfohlen werden pro Kilogramm Körpergewicht etwa 0,8 Gramm Protein täglich. Wer 60 Kilo wiegt, braucht also maximal 48 Gramm Protein. Tatsächlich liegt die Proteinzufuhr im Durchschnitt der Bevölkerung jedoch bei 1,1 Gramm pro Tag, in unserem Beispiel also bei etwa 66 Gramm. Wir gönnen uns jeden Tag also 18 Gramm Protein mehr als nötig, das zudem überwiegend aus tierischen Lebensmitteln stammt. Das kann Probleme schaffen, denn Protein nutzt der Organismus in erster Linie als Baustoff und nicht – wie Kohlenhydrate und Fett – als Energiequelle. Ein Zuviel davon muss also ziemlich aufwendig wieder abgebaut werden. Das bedeutet zunächst einmal Energieverschleiß: Die Verdauung von eiweißreichem Essen macht ohnehin müde, und bei ständiger Überversorgung werden wir schlapp und lustlos. Langfristig sind Leber und Nieren überlastet, und es kommt zur Übersäuerung des Körpers, weil sowohl tierische als auch pflanzliche Proteine als Säurebildner wirken. Doch es gibt einen Unterschied zwischen Pflanzeneiweiß und Eiweiß aus tierischen Lebensmitteln: Bei Pflanzenprotein ist erstens die Bioverfügbarkeit weit geringer als bei tierischem Protein. Zweitens enthalten Pflanzen noch eine Vielzahl von Schutz- und Vitalstoffen, die ausgleichend wirken: Kaliumverbindungen normalisieren den Säure-Basen-Haushalt, sekundäre Pflanzenstoffe wirken gegen oxidativen Stress, der durch ein Übergewicht an freien Radikalen, den aggressiven Sauerstoffverbindungen,

INFO

WIE MIKRONÄHRSTOFFE IN PFLANZEN HELFEN

Dazu nur ein Beispiel: Beim Abbau von überschüssigem Protein entsteht unter anderem Homocystein, das in hoher Konzentration Risikofaktor für Gefäßerkrankungen ist. Der Körper versucht also, es möglichst rasch wieder loszuwerden, und zwar mithilfe von Folsäure, Vitamin B_6 und B_{12}. Zwei dieser Mikronährstoffe sind ohnehin in pflanzlichen Lebensmitteln enthalten, den dritten, Vitamin B_{12}, steuern Algen bei.

verursacht wird. Wie Sie die Eiweißversorgung sichern, ohne den Organismus dabei über Gebühr zu belasten, zeigen Ihnen Gerichte mit Meeresgemüse wie zum Beispiel Ramen mit Gemüse (→ Seite 74), Wakame-Frikadellen (→ Seite 112) oder Spaghetti mit Haricot de mer (→ Seite 116).

Wichtige Fettsäuren

Fettsäuren, die der Organismus nicht selbst bilden kann, obwohl sie lebensnotwendig für uns sind, bezeichnet man als essenziell. Es sind Linolsäure, eine zweifach ungesättigte Omega-6-Fettsäure, und α-Linolensäure (ALA), eine dreifach ungesättigte Omega-3-Fettsäure. Beide kommen natürlicherweise in Pflanzenöl und Pflanzensamen vor und beide müssen wir regelmäßig mit der Nahrung aufnehmen – ein weiteres gutes Argument für Pflanzen als Hauptbestandteil unserer Ernährung.
Reich an bestimmten Omega-3-Fettsäuren sind außerdem Fische mit hohem Fettanteil wie Lachs, Makrele oder Hering. Die Tiere bilden diese Fettsäuren nicht selbst, sondern nehmen sie mit dem Phytoplankton (→ Seite 8) in ihrer Nahrungskette auf. Als weiteres Lebensmittel mit hohem Gehalt an Omega-3-Fettsäuren gelten auch Meeresgemüse und Algen(-produkte).
Obwohl Omega-3-Fettsäuren aus Fisch ebenfalls lebensnotwendig sind, müssen wir sie nicht unbedingt essen, denn wir können sie selbst im Körper bilden: Essenzielle α-Linolensäure (ALA) aus Pflanzen ist die Vorstufe zu

den Omega-3-Fettsäuren Eicosapentaensäure (EPA) und Docosahexaensäure (DHA), die in Fisch vorkommen. Dabei unterstützt der Farbstoff Fucoxanthin in Braunalgen (→ Seite 8 f.) noch die Produktion von DHA in der Leber.

Die Art der Ernährung beeinflusst auch die Umwandlungsrate von α-Linolensäure in andere essenzielle Fettsäuren: Bei vegetarischer Ernährung steigt sie an, das heißt, wir bilden mehr EPA und DHA, je mehr α-Linolensäure wir aufnehmen. Um die Zufuhr essenzieller Fettsäuren zu sichern, kombiniert man Meeresgemüse am besten mit Raps- und Sonnenblumenöl, in Salaten und anderen kalten Gerichten auch mit Sesam- oder Walnussöl.

INFO

OMEGA-3-FETTSÄUREN BRAUCHEN WIR

- als Bausteine für unser zentrales Nervensystem, für Gehirnfunktion und Sehvorgang,
- für bessere Durchblutung, weil sie die Blutgefäße erweitern und Blutgerinnseln vorbeugen,
- als Schutz vor Herzinfarkt, weil sie Blutdruck und Blutfettwerte senken und Herz-Arrythmien vorbeugen,
- als Entzündungshemmer bei Haut- und Darmerkrankungen, allergischen Reaktionen, Rheuma und Arthritis.

Schadstoffe in Algen?

Meeresgemüse und Algen binden Schadstoffe wie Schwermetalle und andere Umweltgifte. In Japan hat man deshalb bereits in den 1960er-Jahren begonnen, Algen in wenig belasteten Küstenregionen zu kultivieren. Damals übrigens noch aus wirtschaftlichen Gründen: Mit zunehmender Verschmutzung des Meeres gingen die Erträge zurück, denn die Algen waren nicht mehr lebensfähig.
Heutzutage muss man sich um Schadstoffbelastung keine Sorgen machen. Die meisten Algen kommen aus Japan und wachsen dort seit Jahrzehnten in Tankanlagen. Europäisches Meeresgemüse aus Frankreich weist laut Hersteller bisher weder überhöhte Jodgehalte noch hohe Schadstoffmengen auf. Zudem stellen regelmäßige Untersuchungen der Wasserqualität wie auch die Analyse jeder Ernte sicher, dass die Qualität stimmt. Laut Bundesinstitut für Risikobewertung wiesen Algen und Meeresgemüse aus Japan auch nach dem Reaktorunfall von Fukushima im Jahr 2011 keine erhöhten Strahlenwerte auf.

Detoxing mit Algen

Zwei Substanzen in Algen scheinen die Entgiftung des Körpers zu fördern: Chlorophyll und Alginsäure. Die Forschungen zur Alginsäure stammen ebenfalls aus den 60er-Jahren des vergangenen Jahrhunderts, als man

wegen der damals noch häufigen Kernwaffenversuche nach Möglichkeiten suchte, radioaktive Verseuchung gewissermaßen »auszuleiten«. So soll es kanadischen Forschern gelungen sein, radioaktives Strontium, das Versuchstiere über die Nahrungskette aufgenommen und schließlich in der Knochensubstanz abgelagert hatten, mit isolierter Alginsäure aus Braunalgen im Darm zu binden, damit es über die Exkremente ausgeschieden werden konnte.
Die Studien zur Detox-Wirkung von Chlorophyll sind ganz aktuell. Bei den Mikroalgen Chlorella und Spirulina gilt Chlorophyll als starkes Antioxidans, das freie Radikale entschärft, Blutfettwerte reguliert, den Darm saniert und damit das Immunsystem stabilisiert. Speziell Chlorella (→ Seite 62 f.) soll Schwermetalle durch ihre Zellmembran aufnehmen, im Organismus binden und ausleiten. Je nach Dosierung kann man diesen Prozess steuern: Kleine Mengen an Chlorella setzen die Ausleitung in Gang, größere Mengen unterstützen sie.

TIPP

Trotz der gesundheitlichen Vorteile von Mikroalgen sollten Sie grundsätzlich beachten: Hin und wieder ein Detoxing-Smoothie ist gut fürs Wohlbefinden. Doch für eine Regulationstherapie zur Entgiftung und Ausleitung brauchen Sie fachkundige Begleitung durch Arzt, Heilpraktiker oder Naturheilkundler.

Küchenstar Meeresgemüse

Bei Meeresgemüse sollten Sie die Herkunft gut im Blick haben, denn grundsätzlich hängt der Gehalt an Mikronährstoffen von der Wasserqualität ab.

Algen und Co. kaufen

Achten Sie also beim Kauf darauf, ob die Pflanzen wild wachsen oder aus Aquakulturen stammen. Die größte Auswahl an getrocknetem Meeresgemüse bieten asiatische, speziell japanische Lebensmittelgeschäfte und Supermärkte; dort gibt es auch eingelegtes Meeresgemüse als Salat. Sehr gut bestückt mit getrockneten Algen sind auch die Makrobiotik-Regale in Biosupermärkten, und in der Abteilung für Nahrungsergänzungsmittel finden Sie Produkte mit Mikroalgen. Wer wie ich auf dem Land wohnt, kann die Produkte im Internet bestellen. Doch Vorsicht: Manche Anbieter verlangen mehr Geld fürs Verschicken als für die Ware. Informieren Sie sich also vorab über die Versandkosten. Frisches Meeresgemüse aus europäischem Anbau bekommen Sie ebenfalls über den Onlineversand (Adressen Seite 126) sowie bei Fischhändlern, allerdings meist nur auf Bestellung. Frische Algen haben genau wie Landgemüse ihre Erntesaison: So zum Beispiel Dulse und Meeresspaghetti von Mai bis Oktober, Meersalat von März bis Juli. Frisches, zur Konservierung eingesalzenes Meeresgemüse gibt es auch außerhalb dieser Erntezeiten.

... aufbewahren

Getrocknet sind Algen und Meeresgemüse jahrelang haltbar, denn die Mineralstoffe darin wirken wie ein natürliches Konservierungsmittel. In der verschlossenen Packung verlieren sie auch nicht an Aroma, und wenn Sie die Packung öffnen, füllen Sie die Algen in ein gut schließendes Glas, das Sie an einen kühlen, dunklen und möglichst trockenen Ort stellen. Denn Algen, vor allem Nori, sind lichtempfindlich; sie verlieren bei Sonneneinstrahlung ihre Farbe und den feinen Geschmack. Außerdem reagieren sie auf Luftfeuchtigkeit und können schimmeln, sobald sie feucht werden.
Frisches Meeresgemüse muss man genau wie Fisch rasch verwenden. Nicht nur, weil sie verderben und damit gesundheitsschädlich werden können, sondern auch, weil der Geschmack extrem leidet. Überlagerte frische Algen schmecken unangenehm tranig.

... selbst ernten

Wer Algen gerne isst und an der Küste wohnt, hat Meeresgemüse vermutlich schon gesammelt. Und wer Urlaub an einer der algenreichen Küsten von Norddeutschland, Irland, Schottland, England oder der Bretagne macht, sollte es einfach mal ausprobieren. Sie brauchen dazu Gummistiefel, wenn es kalt ist, sonst nur Strandslipper. Außerdem einen Eimer oder Plastiktüten, Gartenschere und ein Gemüsemesser, das man auch zum Ernten im eigenen Garten verwendet. Ein Netzsieb mit langem Stiel ist praktisch, um die Algen an Ort und Stelle zu spülen, um Sand und Muschelstückchen nicht mit nach Hause zu nehmen. Sammeln dürfen Sie selbstverständlich nur an sauberen Küsten, abseits von Häfen, großen Hotelanlagen und Ansiedlungen, denn trotz strenger Umweltvorschriften kann man nie sicher sein, ob nicht doch Abwasser ins Meer gelangt. Wenn Sie die verschiedenen Arten von Algen noch nicht kennen, brauchen Sie genau wie beim Wildkräutersammeln ein Bestimmungsbuch. Gewöhnlich dürfen Sie nur die Mengen ernten, die Sie auch essen, denn größere Mengen gelten als gewerbsmäßiges Sammeln, und dafür braucht man eine Lizenz. Mit einer Tidentabelle (gibt es im Internet oder im Touristenshop Ihres Urlaubsortes) informieren Sie sich über die Gezeiten, damit Sie beim Sammeln nicht Gefahr laufen, von der Flut überrascht zu werden.

Algenernte ist auch schon was für die Kleinsten.

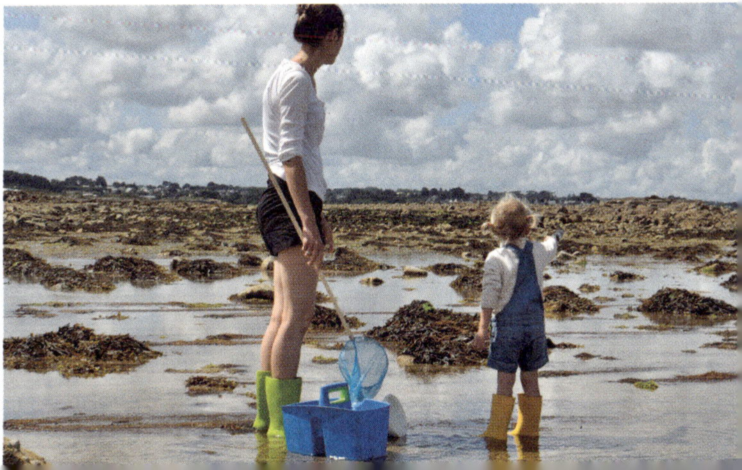

Meeresgemüse wird nicht aus dem Sand gezogen wie Möhren aus der Erde, sondern wie Salat abgeschnitten. Obwohl die Pflanzen keine Wurzeln wie Landgemüse haben, bilden sie wurzelähnliche Organe, mit denen sie auf Felsen oder anderen Pflanzen haften. Diese Rhizoide können zerstört werden, wenn man Meeresgemüse einfach abreißt, und regenerieren sich nicht mehr.

TIPP

Frisches Meeresgemüse, das Sie nicht aufbrauchen, können Sie selbst trocknen: Ausgebreitet auf einem Tuch an einen warmen, luftigen und hellen Ort, aber nicht in die pralle Sonne legen.

... vorbereiten

Getrocknetes Meeresgemüse weichen Sie so lange in einer Schüssel mit kaltem Wasser ein, bis es wie frisches Meeresgemüse aussieht: prall, saftig und mehr oder weniger intensiv gefärbt. Manche Algen vergrößern dabei ihr Volumen um ein Vielfaches. Dann gießen Sie das Wasser ab. Um den Jodgehalt zu reduzieren, schwenken Sie das Gemüse nun mehrmals in kaltem Wasser – je öfter Sie das Wasser wechseln, desto stärker reduziert sich der Jod- und der Salzgehalt. Das gilt auch für frisches Meeresgemüse: Es wird vor der Zubereitung wie üblich verlesen, dann in einer Schüssel mit kaltem Wasser mehrmals gespült. Lassen Sie weder getrocknetes noch frisches Meeresgemüse stundenlang im Wasser liegen, denn dabei wird es oft zu weich und verliert sein Aroma. Nach dem Einweichen sind zum Beispiel Dulse und Wakame schon so zart, dass man sie roh essen kann. Noriblätter bekommt man gewöhnlich nur geröstet und kann sie gleich verwenden. Die anderen Arten von Meeresgemüse werden genau wie Landgemüse in einem Topf mit reichlich Wasser in 10 bis 20 Minuten bissfest gekocht.

INFO

WARUM DER FISCHGESCHMACK?

Es ist genau umgekehrt: Fisch schmeckt nach Algen. Denn genau wie Landpflanzen enthalten auch Algen und Meeresgemüse ätherische Öle mit jeweils charakteristischem Duft und Aroma. Pflanzen bilden ätherische Öle, um sich gegen Fressfeinde oder Krankheiten zu schützen; bei Landpflanzen dienen die Duftstoffe auch dazu, Insekten zur Bestäubung anzulocken.

Fische und Meeressäugetiere wie Wale nehmen die ätherischen Öle auf, weil Algen entweder direkt oder über Beutetiere zu ihrer Nahrung zählen: Wale ernähren sich von Plankton, und Raubfische wie Hai oder Kabeljau jagen Meeresbewohner, die wiederum Algen fressen. Auch Omega-3-Fettsäuren nehmen Fische ja durch ihre Algennahrung (Phytoplankton, → Seite 8) auf.

Zehn Tipps für Meeresgemüse

1 Wenn Sie mit dem Aroma von Meeresgemüse noch nicht vertraut sind, sollten Sie zuerst Meeresspaghetti, Nori und/oder Arame kosten.

2 Meeresgemüse ist sehr gesund, jedoch aufgrund des hohen Jodgehalts nicht für die tägliche Ernährung bestimmt.

3 Essen Sie Meeresgemüse genau wie Seefisch ein- bis zweimal pro Woche. Dann sind Sie mit wichtigen Proteinen und Fettsäuren, mit Mineralstoffen und dem Spurenelement Jod versorgt.

4 Gesunde Erwachsene dürfen maximal 500 Mikrogramm (µg) Jod pro Tag mit der Nahrung aufnehmen; die Deutsche Gesellschaft für Ernährung (DGE) empfiehlt etwa 200 µg.

5 Kaufen Sie nur Meeresgemüse von Herstellern, die schadstoffkontrollierte Ware anbieten und den Jodgehalt auf der Packung deklarieren. Beachten Sie dann auch die Verzehrmengen auf der Packung.

6 Einweichen und Wässern von getrocknetem und frischem Meeresgemüse reduziert den Jodgehalt (→ Seite 24 f.).

7 Eingeweichtes Meeresgemüse muss man genau wie frischen Fisch rasch verbrauchen.

8 Getrocknetes Meeresgemüse ist sehr ergiebig: Wakame zum Beispiel quillt um etwa das Zehnfache auf. Deshalb finden Sie in den Rezepten Mengenangabe in Gramm, Esslöffel oder Teelöffel.

9 Makroalgen, also Meeresgemüse, sind vollwertige Lebensmittel, Mikroalgen verwendet man als Nahrungsergänzungsmittel.

10 Bei Entgiftung und Ausleitung mit Algen und Meeresgemüse müssen Sie sich von einem Fachtherapeuten begleiten lassen.

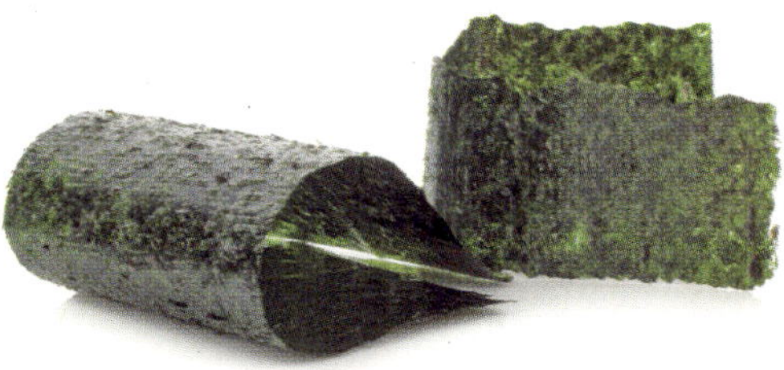

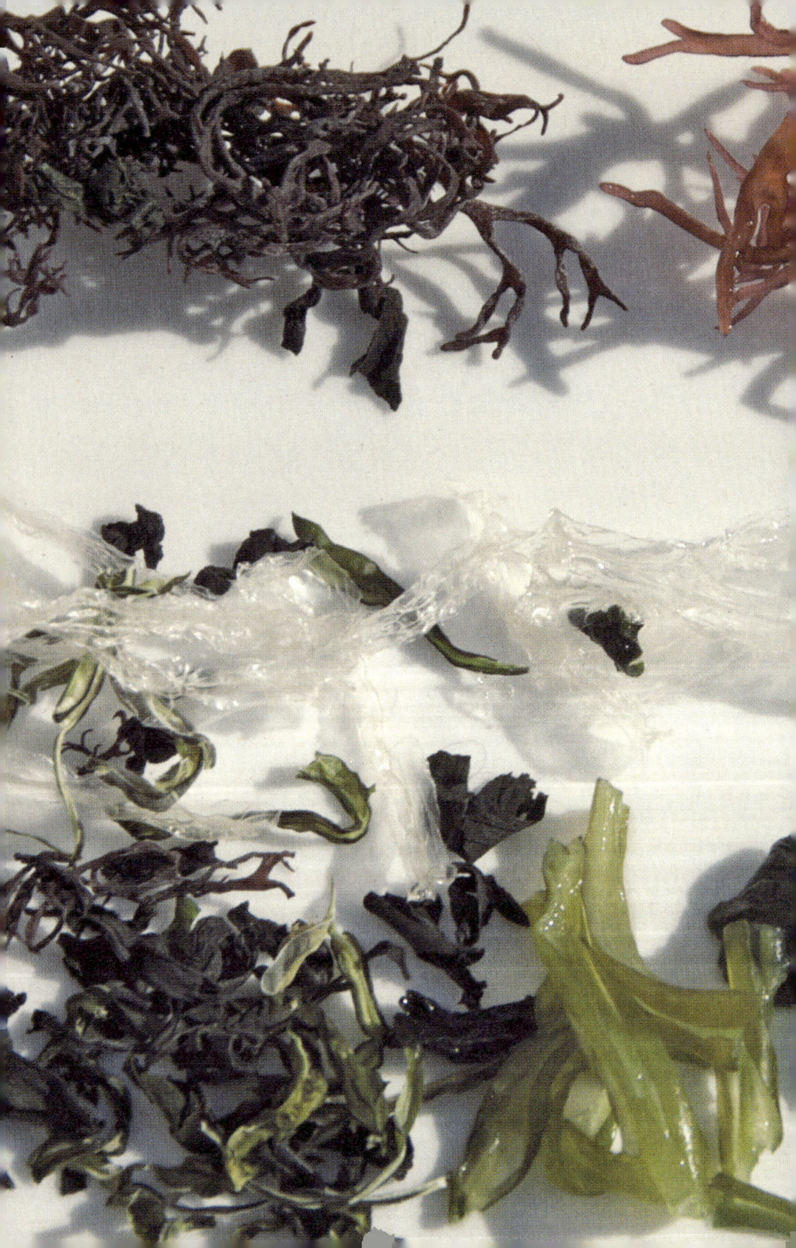

Algen-Porträts

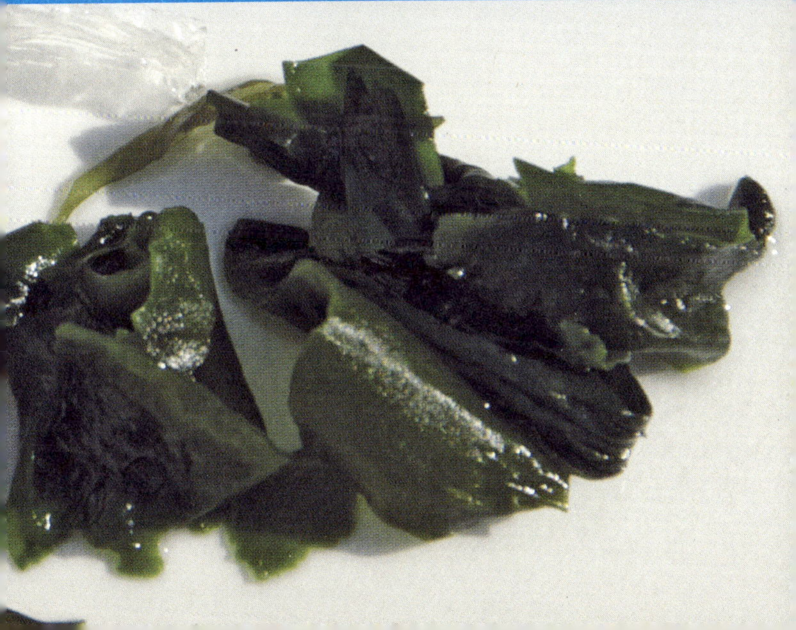

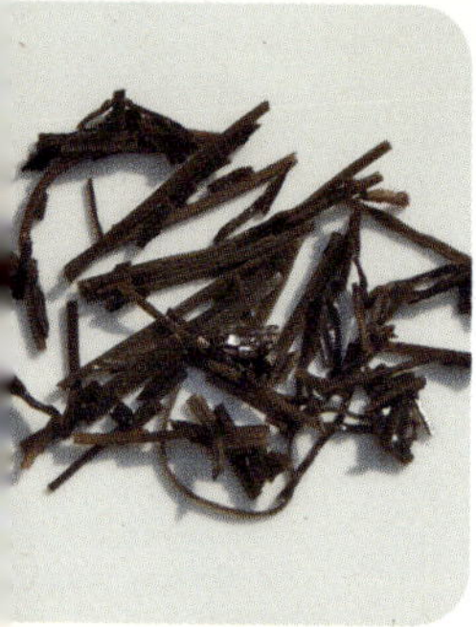

Arame (Eisenia bicyclis)

Braunalge mit mildem Aroma, zart bis knackig im Biss

Arame, auch Meereseiche oder See-Eiche genannt, wächst wild auf felsigem Untergrund wenige Meter unter der Wasseroberfläche; sie gedeiht am besten in der japanischen See und an der südamerikanischen Pazifikküste. Die ovalen, dünnen und fast durchsichtigen Thalli sind lederartig zäh und erinnern entfernt an Eichenblätter – allerdings von gewaltigen Ausmaßen: bis zu 30 Zentimeter lang und 3 bis 4 Zentimeter breit. Man erntet die jungen Pflanzen im Frühling und kocht sie in etwa sieben Stunden weich. Nach dem Trocknen in der Sonne werden sie in feine Streifen geschnitten.

Charakteristik:

- Aussehen: getrocknet Knäuel schwarzgrüner Fäden, etwas dünner als Hijiki (→ Seite 44 f.), eingeweicht schmale, schwarzbraune Streifen
- Geschmack: leicht süß und angenehm mild, nach Meer und sanft nach Fisch

Verwendung:

- Getrocknet: gegart; die Garzeit ist lang und beträgt 30 bis 40 Minuten.
- Frische Arame gibt es bei uns nicht zu kaufen.

Gesundheitswert:
Arame enthält besonders viele Kohlenhydrate, darunter Laminarin, ein Polysaccharid, das der Alge als Energiespeicher dient und bei Tieren das Immunsystem stimuliert. In der Humanmedizin wird Laminarin bei nervösen Schlafstörungen eingesetzt. Die Mikronährstoffe Lignane schützen vermutlich vor hormonbezogenen Krebsarten wie Brustkrebs und Prostatakrebs; als Phytoöstrogene stärken sie generell das Immunsystem. Vitamin E gilt als Anti-Aging-Vitamin, weil es die kognitiven Fähigkeiten im Alter erhält: Eine Studie des Rush University Media Centers in Chicago belegt die Verjüngung der Gedächtnisleistung um ganze fünf Jahre. Der Jodgehalt ist mit 6000 bis 8000 µg pro 10 g getrocknete Arame sehr hoch.

Typische Gerichte:
- In Japan: mit Möhren und Tofu sautieren
- Makrobiotisch: kochen, mit gegarten grünen Erbsen, geraspelten Möhren, sautierten Sojabohnenkeimlingen, Reisessig, Sesamöl und geröstetem Sesam als Salat
- Naturküche: halb gar kochen, mit Shoyu (→ Seite 124), Reisessig und Mirin würzen und kochen, bis die Flüssigkeit verdampft ist, mit sautierten Shiitake-Pilzen mischen

Rezepte:
Arame-Suppe (→ Seite 70), Gemüsespieße mit Dip (→ Seite 84), Zucchini-Quiche mit Arame (→ Seite 118).

Tipp: Arame schmeckt viel milder als anderes Meeresgemüse und eignet sich deshalb besonders für eine erste Kostprobe. Es passt gut zu allen fernöstlichen Gewürzen, zu Lauchzwiebeln, Knoblauch, Spinat und Chinakohl. Und ein Schuss Reisessig oder Mirin im Kochwasser macht Arame noch aromatischer und zarter.

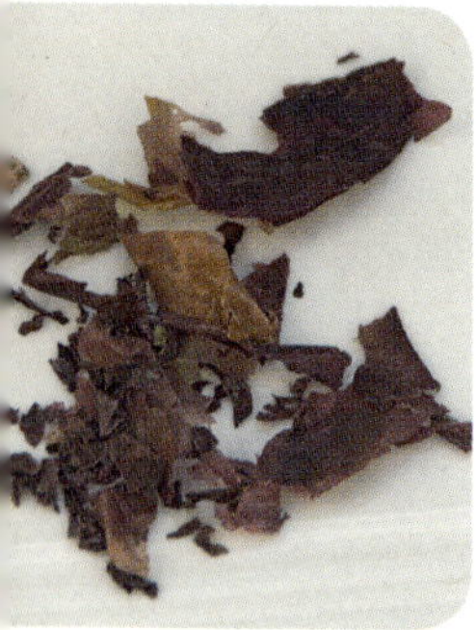

Dulse (Palmaria palmata)

Rotalge mit würzigem Geschmack, fest im Biss

Dulse gehört zu den wenigen Meeresgemüsen, die seit langer Zeit auch in Nord- und Westeuropa gegessen werden. Die Algen wachsen in den felsigen Küstengewässern von Atlantik und Pazifik als rötliche Büschel mit 15 bis 30 Zentimeter langen Thalli. Obwohl es noch Wildbestände gibt, wird Dulse heutzutage vorwiegend kultiviert: vor der bretonischen Küste, in Schottland, Irland, Norwegen, Island, an der Ostküste Kanadas und inzwischen auch in Deutschland.

Charakteristik:

- Aussehen: frisch ähnlich wie blanchierter Rotkohl, allerdings eher transparent, getrocknet rötlich-braun
- Geschmack und Konsistenz: frisch mild und würzig, getrocknet mehr oder weniger salzig, gebraten leicht nach Speck

Verwendung:
- Frisch: blanchiert und/oder gegart
- Getrocknet: eingeweicht und gegart
- Pulver: zum Würzen

Gesundheitswert:
Dulse ist fettarm und moderat im Proteingehalt, doch sehr reich an Mikronährstoffen, vor allem an Carotin für gutes Sehen und Vitamin C fürs intakte Immunsystem. Riboflavin spielt als Baustein von Koenzymen eine Rolle für den Stoffwechsel. Der Jodgehalt ist mit etwa 500 µg Jod pro 10 Gramm getrocknete Dulse moderat.

Besonderheit:
Fachgerecht getrocknete und gelagerte Dulse ist nach dem Einweichen schön zart im Biss, während sich das frische Meeresgemüse angeblich recht zäh kauen lässt. Meine irischen Freunde haben das nicht bestätigt; sie mischen auch frisch gesammelte, rohe Dulse unters Kartoffelpüree.

Typische Gerichte:
- Frankreich: blanchieren, in Butter schwenken und zu Fisch servieren
- Großbritannien: Kartoffeln kochen und zu Püree zerdrücken, getrocknete Dulse in Olivenöl rösten, bis sie gelblich grün und knusprig ist, das Püree damit mischen und zu pochiertem Fisch servieren

- Naturküche: mit geraspelten Salatgurken, Möhren, Blattsalaten und Kräutern mischen, mit Vinaigrette und gerösteten Nüssen als Salat anrichten

Rezepte:
Gefüllte Zucchiniblüten (→ Seite 106), Ingwertee (→ Seite 89), Knäckebrot mit Dulse (→ Seite 110).

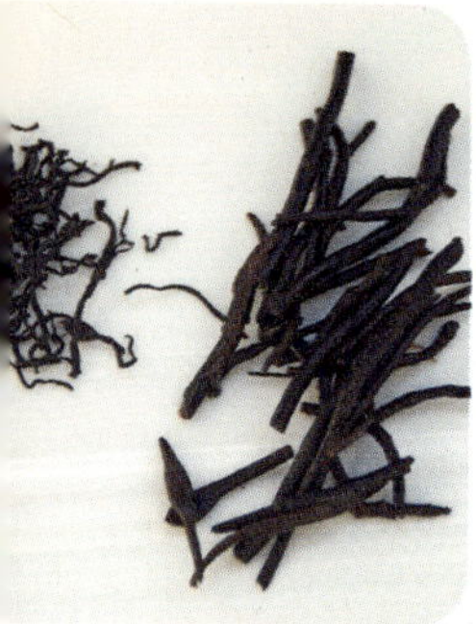

Hijiki (Hizikia fusiformis)

Braunalge mit leicht süßem Geschmack, fest im Biss

Hijiki kommt weltweit vor, gehört aber zu den typisch ostasiatischen Meeresgemüsen. Die vielfach verzweigte schwarze Alge wächst am besten an der Pazifikküste auf Felsen in 1 bis 2 Meter Tiefe, wo die Gezeiten für wechselnden Wasserspiegel sorgen. Zum Gedeihen braucht sie reichlich Sonne und muss vom Meer umspült werden. Hijiki ist nach einem Jahr reif, wird im Frühling mit der Hand geerntet, nach dem Trocknen gedämpft und erneut getrocknet, dann mit dem Saft von Arame (→ Seite 40) schwarz gefärbt und schließlich an der Sonne getrocknet.

Charakteristik:

- Aussehen: Knäuel schwarzer Fäden; nach dem Kochen wie schwarze Suppennudeln

- Geschmack: sehr würzig, leicht süßlich und etwas nach Nüssen, außerdem intensiv nach Meer und Fisch

Verwendung:

- Getrocknet: gegart; die Garzeit ist lang und beträgt 40 bis 60 Minuten.
- Frischen Hijiki gibt es bei uns nicht zu kaufen.
- Zu lange eingeweichter Hijiki wird matschig. Deshalb maximal 20 Minuten in reichlich kaltem Wasser einweichen, bis das Volumen etwa sechsmal so groß ist.

Hijiki kann große Mengen von anorganischem Arsen anreichern. Manche Hersteller empfehlen deshalb maximale Verzehrmengen. Dennoch lassen sich »gesundheitliche Beeinträchtigungen nicht mehr mit der zu fordernden Sicherheit ausschließen«, so das Bayerische Landesamt für Gesundheit und Lebensmittelsicherheit. Auch der Jodgehalt ist mit 4500 bis 5000 µg pro 10 g getrocknetem Hijiki sehr hoch. Deshalb habe ich in diesem Buch auf Rezepte mit Hijiki verzichtet und nenne Ihnen hier nur Zubereitungsmöglichkeiten.

Typische Gerichte:

- Japan und Korea: Hijiki kochen, mit Shoyu würzen und mit kurz gegartem Brokkoli mischen
- Japan: Tempura mit Meeresfrüchten, Gemüsestreifen und Hijiki

- Makrobiotisch: gekocht mit grünen Salatblättern anrichten, eine geraspelte Möhre unterheben und mit einem Dressing aus Tofu, Öl, Essig, Reissirup und Miso anmachen; mit Minze oder Basilikum garnieren
- Naturküche: mit gegartem Reis, Gemüse und eventuell Mungo- oder Adzukisprossen im Wok braten

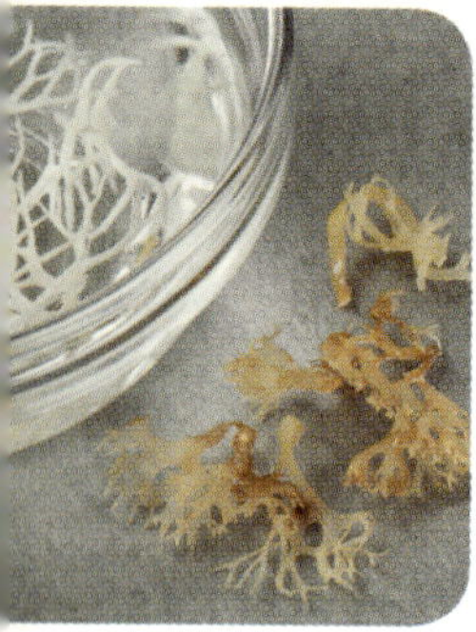

Knorpeltang (Chondrus crispus)

Rotalge mit intensivem Meeresaroma, knackig im Biss

Knorpeltang oder Irisch Moos wächst an den nordatlantischen Felsenküsten, gewöhnlich unter Kelp. Die Rotalge wird kultiviert, um Carrageen zu gewinnen, ein natürliches Geliermittel, ein Emulgator und Stabilisator.

Charakteristik:

- Aussehen: bernsteinfarben und verzweigt wie Korallen
- Geschmack und Konsistenz: nach Fisch und Krustentieren, fest bis knorpelig

Verwendung:

Frisch oder getrocknet mit Flüssigkeit wie Milch oder Fruchtsaft erhitzen und rühren, bis die Mischung dick wird – je länger sie köchelt, desto fester wird das Gelee.

Gesundheitswert:
Im 19. Jahrhundert wurde Irisch Moos für Babybrei verwendet, weil es als leicht verdaulich galt. In der Volksmedizin wird es bei Asthma- und Atemwegsbeschwerden empfohlen.

Kombu (Laminaria japonica)

Braunalge mit salzig-rauchigem Geschmack, fest im Biss

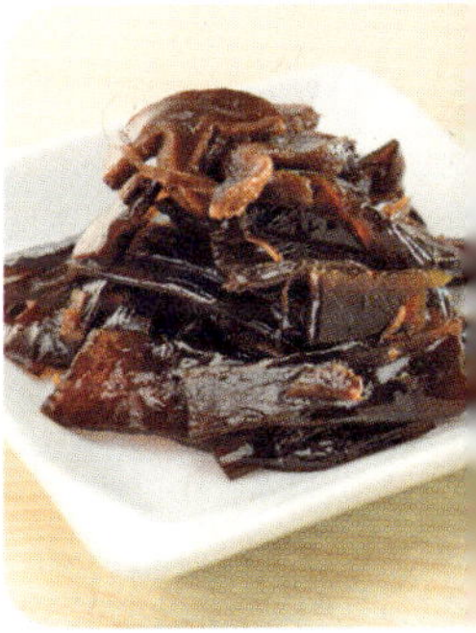

Die Gattung Laminaria ist sehr artenreich und wächst weltweit in klaren, kalten Gewässern – je nördlicher, desto besser ist die Qualität. Die Algen bilden dichte Tangwälder auf dem Meeresgrund; ihre dicken, breiten Thalli sind nur 6 bis 30 Zentimeter breit, können jedoch bis zu 100 Meter lang wachsen. Am besten gedeihen sie in großen Tiefen mit gemäßigter Meeresströmung und Wassertemperaturen, die nur wenige Monate über 20 °C ansteigen. In Japan ist der Bedarf an Kombu so groß, dass es kultiviert wird, doch wildes Kombu von 5 bis 10 Meter Länge gilt als besonders fein; es stammt aus den Küstengewässern vor der Insel Hokkaido.

Charakteristik:
- Aussehen: tief olivbraune Streifen, von denen man die Stücke nach Bedarf abschneidet

- Geschmack und Konsistenz: leicht nach Fisch, je nach Herkunft mild und süßlich oder kräftig; weich bis zäh

Verwendung:

- Frisch oder getrocknet und eingeweicht, dann gegart als Brühe (→ Dashi, Seite 67)
- Getrocknet und eingeweicht als Würze für fermentiertes Gemüse
- Getrocknet und geröstet als Streuwürze

Gesundheitswert:

Kombu und Kelp sind besonders reich an Kohlenhydraten mit einem hohen Anteil an Ballaststoffen für eine gute Verdauung und zur Vorbeugung gegen Verstopfung. Außerdem enthält er verschiedene Mineralstoffe. Für Vegetarier bedeutsam ist der Gehalt an Eisen und Calcium sowie an Omega-3-Fettsäuren; alle drei Bestandteile nehmen die meisten Menschen mit tierischen Lebensmitteln auf. Das gilt auch für die Vitamine B_6 und B_{12}, die beide am Proteinstoffwechsel beteiligt sind. Nach einer Studie der University of Berkeley in Kalifornien enthalten Kelp und Kombu vermutlich Substanzen, die

TIPP

Kaufen Sie Kombu und Kelp nur von Firmen, die auf Rückstände kontrollierte Ware anbieten. Denn auch in Kombu sind Spuren von Arsen gefunden worden.

Östrogen hemmen können. Es wird deshalb diskutiert, ob Kelp bei Prävention und Therapie von Brustkrebs wirksam sein könnte. Der Jodgehalt ist mit bis zu 6000 µg pro 10 g getrocknetem Kombu/Kelp extrem hoch.

Typische Gerichte:

Vegetarische Dashi-Brühe (kombu-dashi) gilt als besonders fein und wird nur mit Kombu und Wasser gekocht (→ Seite 67).

Ichiban-Dashi-Brühe bereitet man mit Kombu, Wasser und Bonito-Flocken zu.

Aufgrund des hohen Jodgehalts wird Kombu meist nicht als Meeresgemüse, sondern vorwiegend als Grundlage für Brühe oder Würzzutat verwendet. Dafür braucht man nur kleine Mengen, denn das Aroma lässt sich intensivieren, indem man die Kombustücke leicht einkerbt. So wird natürliches Glutamat frei, das der Brühe noch mehr Würze gibt. Zudem kann man den Jodgehalt stark verringern, wenn man getrockneten Kombu vor der Zubereitung einige Stunden wässert und das Wasser dabei mehrmals wechselt.

Rezepte:

Miso-Suppe mit Spinat (→ Seite 67), Kombu mit Reis (→ Seite 72), Reisnudeln mit Meeresgemüse (→ Seite 103), Kelp-Suppe (→ Seite 79), Gedünsteter Rettich (→ Seite 120).

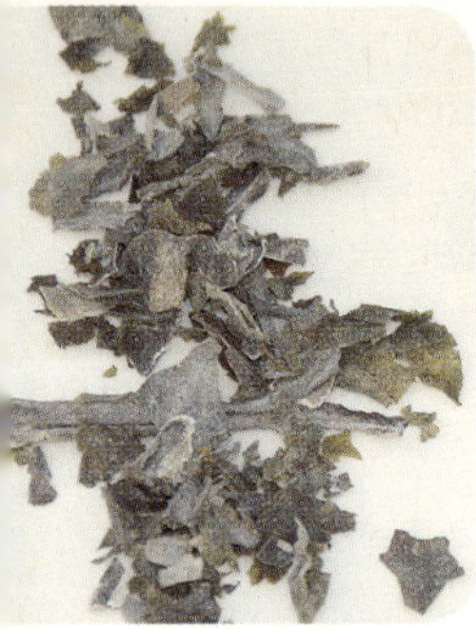

Kelp, Zuckertang (Laminaria saccharina)

Die Braunalge gilt als europäische Art der Gattung Laminaria, obwohl sie weltweit vorkommt. Zuckertang wächst an den felsigen Küsten Großbritanniens, Frankreichs und der Nordsee, wird im Frühling gesammelt und für den Vorrat getrocknet: Die Alge ist sandfarben bis oliv-bräunlich und schmeckt aufgrund von Mannitol leicht süßlich. Dieser sogenannte Zuckeralkohol wird auch für die Herstellung von Süßstoffen verwendet. Kelp bekommen Sie auch frisch und eingesalzen bei manchen Fischhändlern oder über Onlineversand. Auch frischer Kelp muss gewässert werden, um den Jodgehalt zu verringern.

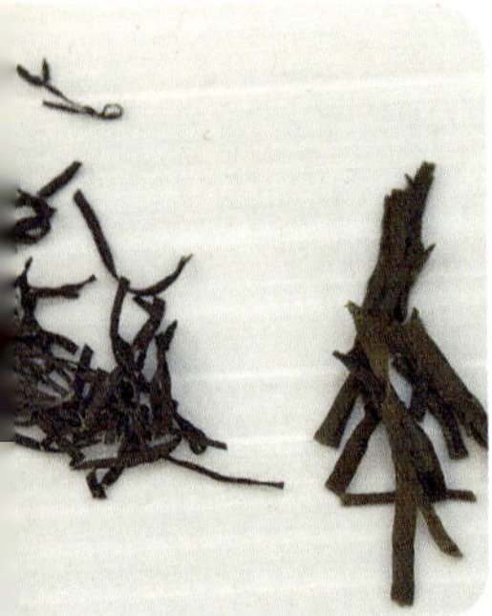

Meeresspaghetti (Himanthalia elongata)

Braunalge mit sanftem Fischgeschmack, fest im Biss

Meeresspaghetti, auch Riementang, Meeresbohnen oder auf Französisch Haricot de mer genannt, gedeihen in Küstennähe an geschützten Plätzen mit so starker Strömung, dass sich das Wasser ständig erneuert. Sie haften mit einem »Schwämmchen« von 3 bis 4 Zentimetern Durchmesser auf dem Untergrund

und bilden braungrüne Thalli, dick und breit wie starke Riemen, die zwischen 3 und 10 Meter lang wachsen. Die Braunalge gehört zum außerordentlich beliebten Meeresgemüse; Schwerpunkt der Ernte frischer Meeresspaghetti ist die Zeit von Mai bis Oktober.

Charakteristik:

- Aussehen: frisch wie braune, breite Nudeln, bedeckt mit Salzkristallen; getrocknet wie kurze, schwarzbraune Suppennudeln
- Geschmack: mild, würzig und ganz zart nach Fisch

Verwendung:

- Frisch: blanchiert und/oder gegart
- Getrocknet: eingeweicht und gegart; Garzeit etwa wie Nudeln

Gesundheitswert:

Meeresspaghetti sind wie alle Braunalgen reich an Beta-Carotin, das unser Körper als Provitamin A nutzt: Es stärkt die Sehkraft und schützt die Haut vor schädlicher UV-Strahlung. Polyphenole können die Bioverfügbarkeit krebserregender Stoffe in der Nahrung unterbinden, sodass Schadstoffe nicht oder nur in geringem Maß in den Stoffwechsel gelangen. Gut für ein stabiles Immunsystem sind auch Ballaststoffe und Vitamin C, das den Stoffwechsel ankurbelt und die Abwehrkräfte mobilisiert. Das Spurenelement Eisen in Algen kann in Verbindung mit Vitamin C besser vom Körper aufgenommen werden. Das heißt, Sie sollten Gerichte mit Meeresspaghetti mit frisch gehackter Petersilie mischen, mit frisch gepresstem Zitronen- oder Orangensaft würzen und gleich servieren, damit das Vitamin auch erhalten bleibt. Der Jodgehalt ist mit etwa 920 µg pro 10 g getrocknete Meeresspaghetti moderat.

Besonderheit:
Zu den Polyphenolen gehört auch der Farbstoff Fucoxanthin (→ Seite 8, 28), der die Fettverbrennung fördert. Gesichert ist dieser Effekt allerdings nur bei Mäusen und vermutlich nicht übertragbar auf uns Menschen.

Typische Gerichte:
- Frankreich: blanchieren, in Butter schwenken und als Beilage zu Fisch servieren
- Italien: unter Spaghetti mit Meeresfrüchten mischen
- Makrobiotisch: geschmortes Getreide mit Meeresspaghetti und Gemüse der Saison im Wok braten, mit Tahin und dunklem Sesamöl würzen
- Naturküche: breite Vollkornnudeln mit Meeresspaghetti und grünen Bohnen bissfest garen, abgießen und mit Bärlauchpesto mischen.

Rezepte:
Spaghetti mit Haricot de mer (→ Seite 116).

Meersalat (Ulva lactuca)

Grünalge mit würzigem Geschmack, leicht nach Fisch, fest im Biss

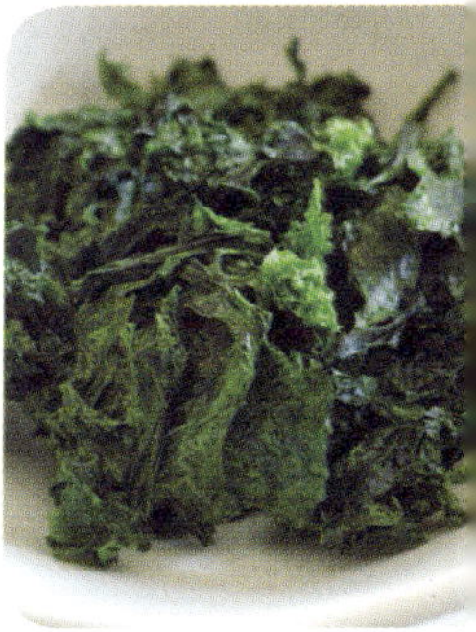

Meersalat oder Meerlattich kennen wir von Strandwanderungen: Es ist eine Algengattung mit kurzen Stängeln und breiten, bis zu 50 Zentimeter großen Thalli, die oft in Rosetten wachsen und in Form und Farbe an Salatblätter erinnern. Die Grünalge ist in allen Weltmeeren heimisch und kann starke Schwankungen im Salzgehalt vertragen; in salzarmem Meerwasser breitet sie sich so aus, dass sie zur Plage wird. Am besten gedeiht sie in kaltem, flachem Wasser, weil sie ziemlich viel Sonnenlicht braucht.

Charakteristik:

- Aussehen: frisch wie Salat, leicht transparent und mehr oder weniger hellgrün; getrocknet dunkel wie Spinat
- Geschmack und Konsistenz: frisch mild und würzig wie Salat, getrocknet eher salzig; knackig bis fest

Verwendung:

- Frisch: roh, blanchiert und/oder gegart
- Getrocknet: eingeweicht und ebenfalls roh oder gegart
- Getrocknet und geröstet als Topping für Suppe, Gemüse und Salat

Gesundheitswert:

Meersalat ist wertvoll aufgrund seiner Mikronährstoffe: Der Vitamin-C-Gehalt liegt weit über Orangen, das Pflanzengrün Chlorophyll erhöht die Anzahl der roten Blutörperchen und versorgt unser Blut mit Sauerstoff. Magnesium brauchen wir für Muskeln und Nerven, Calcium für Knochen und Zähne, Provitamin A für gutes Sehvermögen bis ins hohe Alter. Der Jodgehalt ist mit etwa 500 bis 2500 µg Jod pro 10 g getrockneter Meersalat moderat bis hoch.

Typische Gerichte:

- Großbritannien: Jakobsmuscheln oder Fischstückchen in Meersalatblätter wickeln und grillen
- International: Risotto mit Muscheln und Meersalat
- Naturküche: gegarte Kichererbsen mit etwas Olivenöl pürieren, mit Tomatenwürfeln, zerkleinertem Meersalat und geröstetem Sesam mischen, mit Zitronensaft und Chiliflocken abschmecken

Rezepte:

Frühlingssalat (→ Seite 76), Zitronensuppe mit Reis (→ Seite 98), Seetangsalat mit Chili (→ Seite 102), Eiersalat (→ Seite 96).

Bei Fischhändlern und auf Gemüsemärkten wird oft Glasschmalz *(Salicornia europaea)* als Algen angeboten, obwohl es nicht zum Meeresgemüse zählt.

Die Pflanze wächst wild an den Küsten der nördlichen Erdhalbkugel, bildet in salzhaltigen Schlickböden dichte Teppiche, und ihre blattlosen Stängel erinnern tatsächlich an Algen. Glasschmalz schmeckt salzig, leicht nach Fisch und wird ebenso wie Meeresgemüse zubereitet.

Nori (Porphyra tenera)

Rotalgen mit mildem Rauchgeschmack, knusprig im Biss

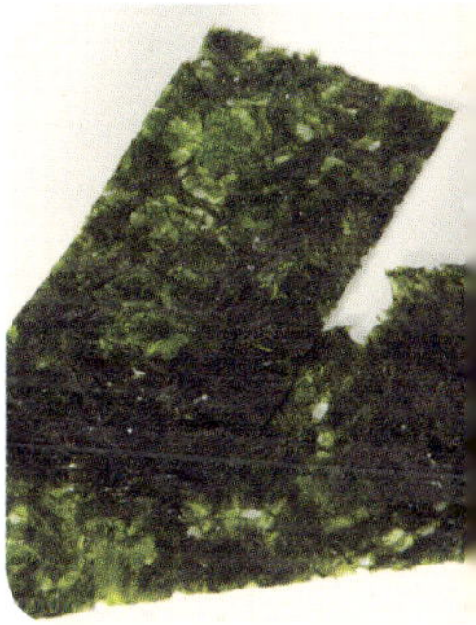

Als Hülle für Sushi ist Nori weltweit beliebt. Es handelt sich jedoch nicht um eine spezielle Pflanze, sondern um verschiedene essbare Rotalgen der Gattung *Porphyra*, die in Japan zu Blättern gepresst, in Irland und Wales als Laver (→ Seite 58) gesammelt werden. Kultiviert wird Nori in Japan und Korea seit dem 17. Jahrhundert. Farmen gibt es außerdem an den Pazifikküsten der USA, im Bundesstaat Washington und in Kanada. Die Algen werden in Betonbecken angezüchtet und im Frühherbst auf weitmaschige Netze zwischen festen Pfählen in Ufernähe ausgebracht. Nach einigen Wochen sind die Netze dicht bewachsen. Die Algen werden mit der Hand geerntet, in Süßwasser gespült, zerkleinert, zwischen Matten gepresst und getrocknet – überwiegend in Trockenkammern; nur bestes Nori von traditionsbewussten Herstellern ist noch sonnengetrocknet.

Charakteristik:
- Aussehen: glänzend schwarze Blätter mit zartem Purpurschimmer zum Rösten oder bereits geröstete, grüne Noriblätter für Sushi
- Geschmack und Konsistenz: getrocknet neutral und hart; geröstet knusprig, dennoch biegsam

Verwendung:
- Blätter überwiegend geröstet
- Getrocknete Flocken als Würze auch gegart

Vorbereitung:
Noriblätter zum Rösten über Gasflamme, Kerzenflamme oder die heiße Herdplatte halten, bis sie sich smaragdgrün färben, duften und knusprig sind. Doch Vorsicht: Die Blätter verbrennen rasch.

Gesundheitswert:
Porphyra gehören zu den Algen mit dem höchsten Gehalt an Makro- und Mikronährstoffen: Der Proteingehalt von Nori ist mit gut 35 Prozent besonders hoch, der Fettgehalt ist wie bei jedem Meeresgemüse sehr gering, die Menge an Kohlenhydraten liegt bei etwa 44 Prozent, Nori liefert erstaunliche Mengen an Carotin (Provitamin A), mehr Thiamin und Riboflavin als Milch oder Eier. Alle diese Vitamine wirken vorbeugend gegen Krebs. Phosphor sorgt für Zellaufbau, unterstützt die Energieproduktion und gilt als Fatburner. Der Jodge-

halt ist mit etwa 200 µg Jod pro 10 g getrocknete Nori moderat.

Typische Gerichte:

- Japan: in Streifen geschnitten als Hülle für warmen Reis, der mit Umeboshi-Paste gewürzt ist
- Japan: Yaki-Nori für Sushi oder gebratenen Reiskuchen
- Japan: Ajitsuke Nori (→ unten), frisch gegarter Reis und Misosuppe
- China: Hühnerstücke mit Frühlingszwiebeln, Reiswein, Essig, Sojasauce, Salz, Zucker und Brühe schmoren. Zum Schluss mit zerpflückten Nori mischen.

Rezepte:

Sushi vegan (→ Seite 86), Couscous mit Nori (→ Seite 104), Hefeküchlein mit Nori (→ Seite 108), Gemüse-Tempura (→ Seite 71), Marinierter Tofu mit Salat (→ Seite 80)

Nori-Produkte tragen japanische Namen: Yaki Nori sind geröstete Blätter für Sushi, Kizami Nori Streifen zum Bestreuen von Nudeln und Salat. Ajitsuke Nori ist ein mit Sojasauce gewürzter Snack zum Knabbern. Aonori, eine Streuwürze zum Beispiel für Tempura und Suppe, hat nichts mit Nori zu tun. Es besteht aus Grünalgen (wie Meersalat), wird getrocknet und zu Flocken oder Pulver vermahlen.

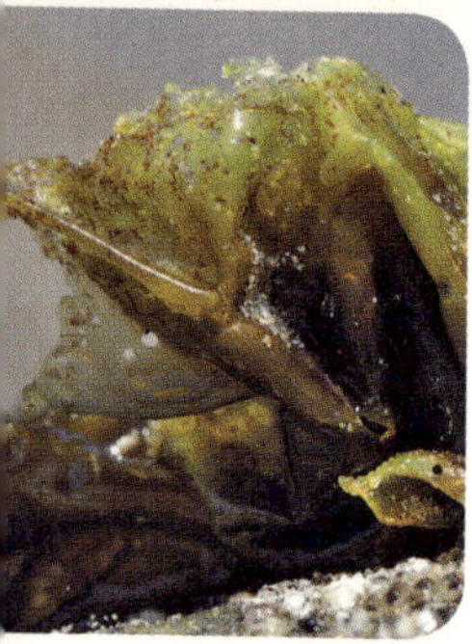

Laver (Porphyra umbilicalis)

Wie Nori eine Rotalge, die aber zum europäischen Meeresgemüse gehört und seit Jahrhunderten vor allem in Irland und Wales gesammelt wird. Mit ihren transparenten braun-grünen Blättern erinnert sie an eine dunklere Variante von Meersalat (→ Seite 53). Laver wächst auf felsigem Untergrund und wird in den Tümpeln geerntet, die bei Ebbe an den Küsten zurückbleiben. Man pflückt oder schneidet die Thalli ab, wäscht sie in Meerwasser und kocht sie anschließend zu Laverbread (→ Seite 114).

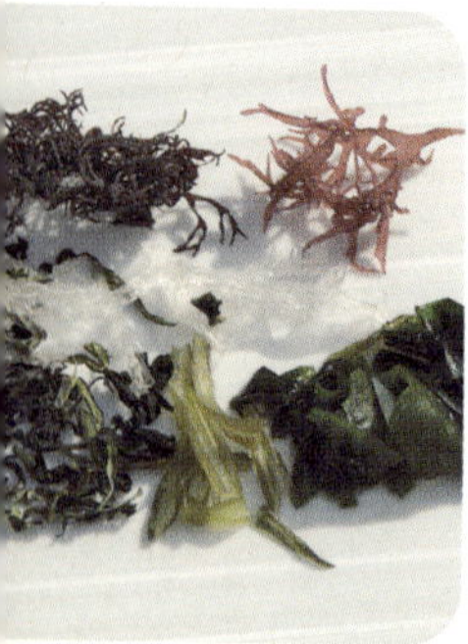

Seaweed Salad

Würzig nach Fisch, knackig bis leicht knorpelig im Biss

Es handelt sich um eine getrocknete Mischung aus drei Algen: Stängel und Blätter von Seetang, Agar-Agar und eine Rotalge der Ordnung Gigartinales, zu der auch Knorpeltang (→ Seite 46 f.) gehört.

Charakteristik:

- Aussehen: sehr dekorativ sowohl getrocknet, als auch geröstet und eingeweicht

- Geschmack und Konsistenz: intensiv nach Fisch, fest im Biss und durch die Rotalge ein wenig knorpelig

Verwendung:

- Eingeweicht, dann roh oder gegart für Salat oder Suppe
- Anstelle von Fisch und Meeresfrüchten in Risotto oder Pastagerichten
- Knusprig geröstet als Topping für Salat oder Suppe

Gesundheitswert:

Wie die in der Mischung enthaltenen Algen. Der Jodgehalt ist durch Agar-Agar und Rotalgen hoch bis sehr hoch.

Rezepte:

Frühlingssalat (→ Seite 76), Gemüsesalat (→ Seite 82), Hafersuppe (→ Seite 94).

Wakame (Undaria pinnatifida)

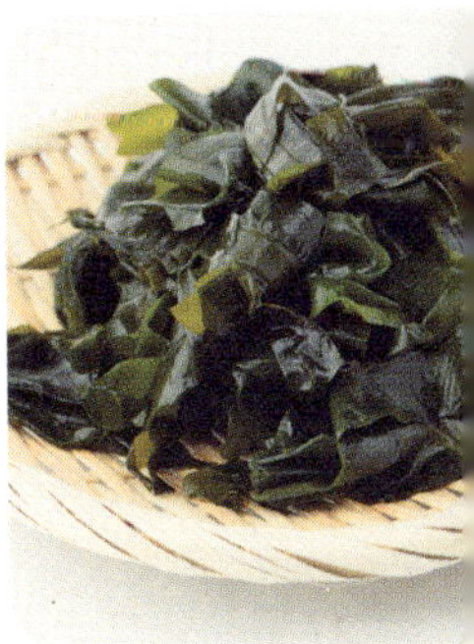

Braunalge mit mildem Fischgeschmack, fest im Biss

Wakame stammen aus der japanischen See, sind inzwischen aber weltweit so stark verbreitet, dass sie sogar zu den sogenannten invasiven Neobiota zählen, die einheimische Pflanzen verdrängen. Die Algen wachsen in 6 bis 10 Meter Wassertiefe bis zu 1 Meter lang, können dichte Tangwälder bilden, besiedeln vorwiegend Felsen und steinige Regionen, aber auch Schiffsrümpfe, Seile und Bojen. Mit den dicken zentralen Thalli und den unregelmäßigen Streifen auf beiden Seiten wirken sie wie überdimensionale Federn. In Japan ist Wakame nach Nori das wichtigste Meeresgemüse.

Charakteristik:

- Aussehen: getrocknet fast schwarz, frisch oder eingeweicht intensiv grün
- Geschmack und Konsistenz: angenehm nach Meer, knackig wie frisches Gemüse

Verwendung:

- Frisch: roh und gegart; Garzeit: 5–10 Minuten
- Getrocknet: geröstet oder eingeweicht und gegart

Gesundheitswert:

Wakame ist eine gute pflanzliche Proteinquelle, liefert mehr Calcium als Milch und ist reich an Vitamin C sowie an Vitaminen der B-Gruppe. In Korea essen junge Mütter eine »Kindbettsuppe« mit Wakame, um schneller wieder zu Kräften zu kommen. Eisen und Kalium sorgen für Blutbildung und gute Blutdruckwerte. Das Kohlenhydrat Fucoidan soll krebspräventiv wirken. Der Jodgehalt ist mit 1000 bis 2000 µg Jod pro 10 g getrocknete Wakame hoch.

Besonderheit:
Teile des Wurzelsystems von Wakame mit weit mehr Mineralstoffen als der Rest der Pflanze heißen Mekabu oder auch *König der Wakame* und sind nach 2 bis 3 Minuten Einweichzeit feinste Salatzutat.

Typische Gerichte:
- Japan: auf Gurkenscheiben legen und mit feinen Ingwerraspeln bestreuen, dazu ein Dressing aus Sojasauce, Salz, Zucker und Reisessig
- Makrobiotisch: Salat aus Wakame, Brunnenkresse, Gurke und Sonnenblumenkernen mit Dressing aus Zitronensaft, Miso und Tahin
- Korea: mit Knoblauch und Rinderfiletstreifen in Sesamöl anbraten, mit Dashi (→ Seite 67) aufgießen, Lauchzwiebelringe darin knapp gar kochen, mit Salz, Pfeffer und Sojasauce abschmecken
- Naturküche: getrocknete Wakame rösten, zerreiben und entweder solo oder mit Sesam vermischt als Würze für Reis, geschmortes Getreide und Salat
- International: getrocknete Wakame rösten, mit Butter und Thymian mischen und auf Crostini streichen

Rezepte:
Wakame-Suppe (→ Seite 66), Zitronensuppe mit Reis (→ Seite 98), Seetangsalat mit Chili (→ Seite 102), Reisnudeln mit Meeresgemüse (→ Seite 103), Wakame-Frikadellen (→ Seite 112)

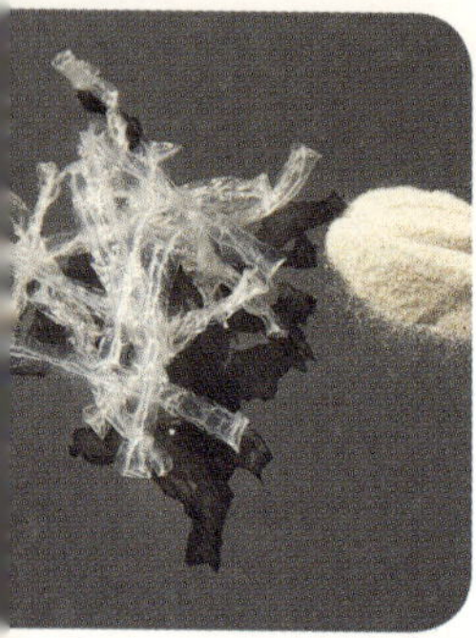

Agar-Agar

Agartang oder Kanten, weiße, korallenartige Rotalgenstückchen, sind Bestandteil von Algenmischungen für Salat (→ Seite 58: Seaweed Salad). In Japan wird Kanten in Riegeln oder Flocken angeboten und vorwiegend für Süßspeisen verwendet. Agar-Agar, gewonnen aus verschiedenen Rotalgen, ist ein weißes Pulver, das man in der vegetarischen und veganen Küche neben Pektin und Johannisbrotkernmehl als Geliermittel nimmt. Während das Pulver arm an Jod, geschmacksneutral und geruchlos ist, schmecken die Algen intensiv nach Fisch und enthalten reichlich Jod. In Asien, wo Agar-Agar zu den traditionellen Lebensmitteln gehört, gilt es auch als Heilmittel gegen Diabetes und Herzleiden. Zu kaufen gibt es Agartang getrocknet im Asienladen, Agar-Agar-Pulver im Naturkosthandel und in Reformhäusern.

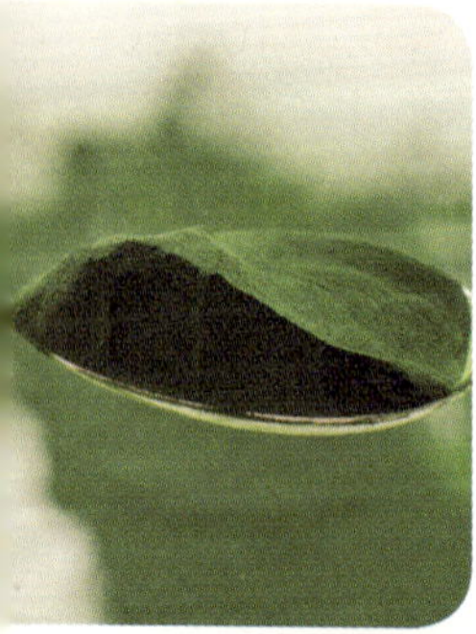

Chlorella

Die Süßwasser-Mikroalge gehört zu den Grünalgen, gilt als Superfood und wird deshalb eigens gezüchtet. Der Gehalt an Protein mit hoher biologischer Wertigkeit, an der essenziellen α-Linolensäure (ALA), am grünen Pflanzenfarbstoff Chlorophyll, das die Regulierung des Säure-Basen-

Haushalts unterstützt und die Bildung roter Blutkörperchen anregt, macht Chlorella zum begehrten Nahrungsergänzungsmittel, das als Pulver und Tabletten im Handel ist. Die Naturheilkunde setzt Chlorella zur Entgiftung ein (→ Seite 29 f.): Ähnlich wie ein Schwamm soll Chlorella über die Zellmembran schädliche Schwermetalle aufnehmen, die Toxine binden und ausleiten.

Spirulina

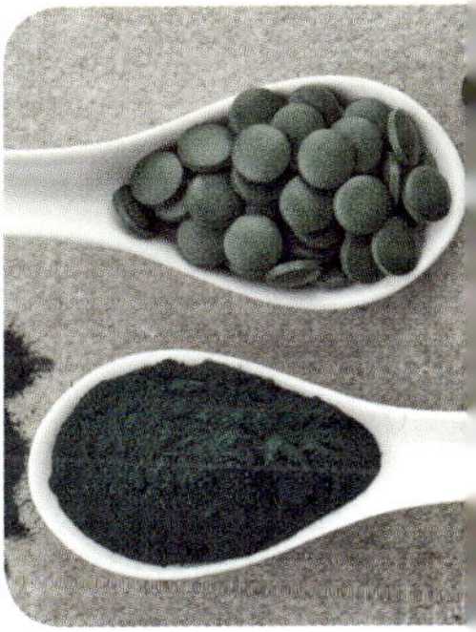

Die Mikroalge zählt zu den sogenannten »Blaualgen«, eine Cyanobakterienart, die als Superfood und Nahrungsergänzungsmittel weltweit in eigenen Farmen gezüchtet wird. Spirulina enthält erstaunliche Mengen an Beta-Carotinoiden, die als wirksamer Zellschutz gelten: Unsere Zellen verständigen sich untereinander durch Signale und Botenstoffe. Unterbleibt diese Kommunikation, läuft etwas schief – karzinogene Stoffe zum Beispiel hemmen diese Zellkommunikation, Tumorzellen »tarnen« sich, damit sie unseren körpereigenen Killerzellen entwischen. Hier setzen Carotinoide den notwendigen Informationsaustausch der Zellen erneut in Gang, indem sie ein bestimmtes Protein aktivieren. Spirulina ist außerdem reich an Chlorophyll, das die Blutbildung fördert, sowie Selen, das die Entgiftung des Organismus unterstützt – wichtig bei Umweltbelastungen.

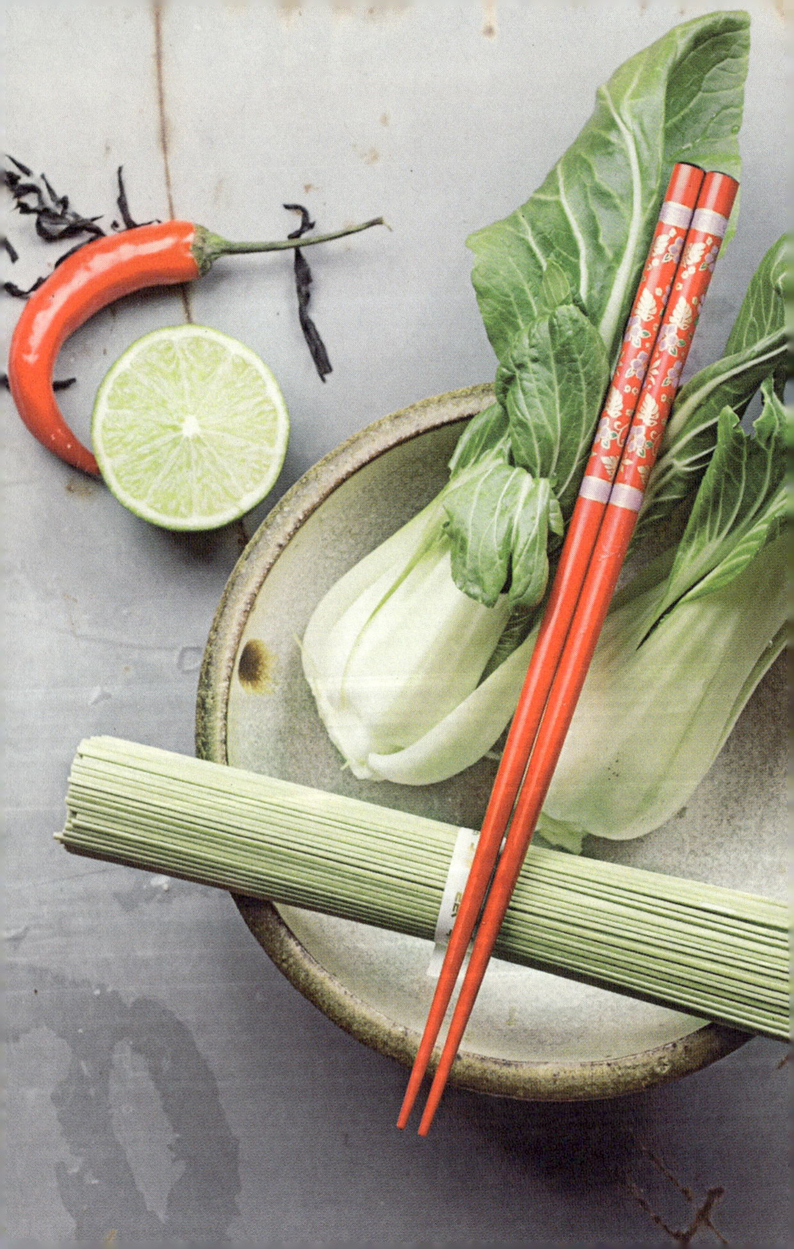

Rezepte aus Asien

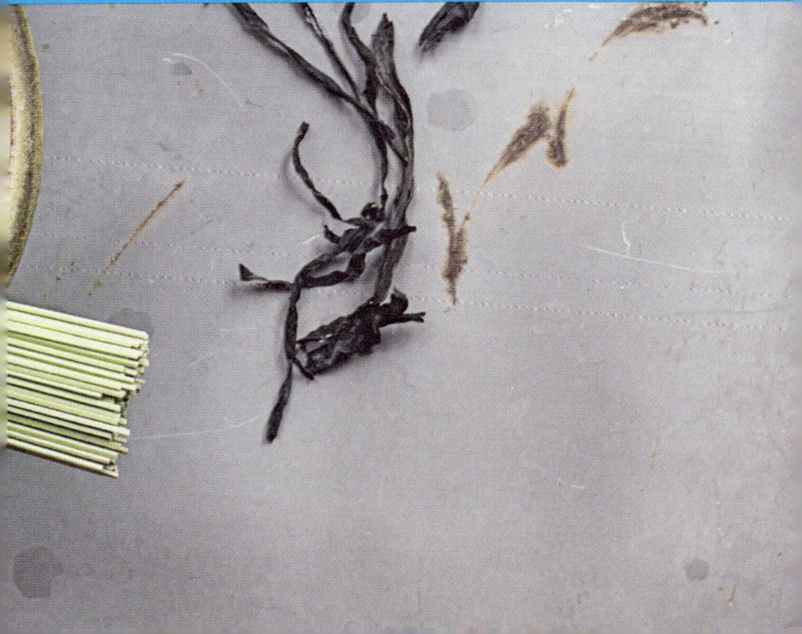

Wakame-Suppe

Zutaten für 4 Portionen

1 EL getrocknete Wakame (etwa 5 g)

125 g Tofu

800 ml Gemüsebrühe oder Dashi (→ Seite 67)

2 EL Sojasauce

75 g helle Miso-Paste (→ Glossar, Seite 124 f.)

1 EL Zwiebel- oder Schnittlauchröllchen

Wakame vorbereiten (→ Seite 34 f.) und in Streifen, den Tofu in kleine Würfel schneiden. Brühe oder Dashi zum Kochen bringen und mit Sojasauce würzen. Wakame und Tofu in der Brühe nur erhitzen, aber nicht aufkochen. Die Suppe mit Zwiebelröllchen oder Schnittlauch bestreuen und sehr heiß servieren.

TIPP

Wakame enthält genau wie Fisch die Spurenelemente Jod und Selen, die unsere Aktivität steuern: Mangel macht uns schlapp, unsere Leistungsfähigkeit nimmt ab.

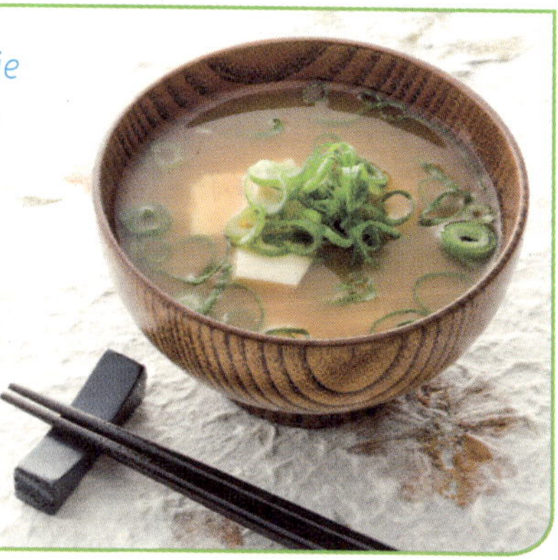

Miso-Suppe mit Spinat

Zutaten für 4 Portionen

1 Stück Kombu (etwa 11 x 17 cm)
600 ml Wasser
8 große schöne Spinatblätter
80 g dunkle Miso-Paste (→ Glossar, Seite 124 f.)

1 Für Dashi (→ Tipp) den Kombu mit einem feuchten Tuch abwischen. Mit dem Wasser bei mittlerer Hitze langsam bis knapp unter den Siedepunkt erhitzen. Dashi nun etwa 10 Minuten ziehen lassen, bis der Kombu weich ist, Kombu herausnehmen und Dashi heiß halten.

2 Die Spinatblätter nacheinander in kochendem Wasser blanchieren, mit einem Schaumlöffel herausnehmen und jeweils drei Blätter in vier Suppenschalen geben.

3 Die Miso-Paste in einer Tasse mit etwas heißer Dashi verquirlen und dabei auflösen. Dann in die restliche Dashi rühren und über den Spinat gießen.

TIPP

Dashi ist wie Gemüsebrühe die Basis für Suppen und Saucen; die vegetarische Version nur mit Kombu und ohne Bonitoflocken (→ Glossar, Seite 124 f.) gilt als die feinste. Dashi soll nur ziehen; wenn man sie mit Kombu aufkocht, schmeckt sie stärker nach Fisch. Man kann Dashi auf Vorrat kochen und wie andere Brühe im Kühlschrank aufbewahren.

Dashi mit Kurkuma

Zutaten für 2 Portionen

1 Bio-Orange
1 gehäufter TL Kurkumapulver
2 EL Reis- oder Hafersahne
400 ml Dashi (→ Seite 67)

1 Die Orange heiß abwaschen, abtrocknen und halbieren. Die eine Orangenhälfte auspressen und den Saft mit Kurkumapulver und Reis- oder Hafersahne verrühren.

2 Die Dashi erhitzen, den Topf von der Kochstelle nehmen und das angerührte Kurkumapulver unter die Brühe mischen. Auf Gläser verteilen und servieren.

INFO

HEILWIRKUNGEN

Kurkumabrühe stärkt das Immunsystem, denn die Heilkraft von Kurkuma ist beachtlich: Der gelbe Farbstoff Curcumin wirkt beruhigend und krampflösend, fördert den Gallenfluss, unterstützt die Verdauung, bekämpft Entzündungen, Infektionen und vermutlich sogar Tumorzellen: In den USA untersucht man, ob die Substanz antikanzerogen bei Krebs von Darm, Brust und Bauchspeicheldrüse wirkt.

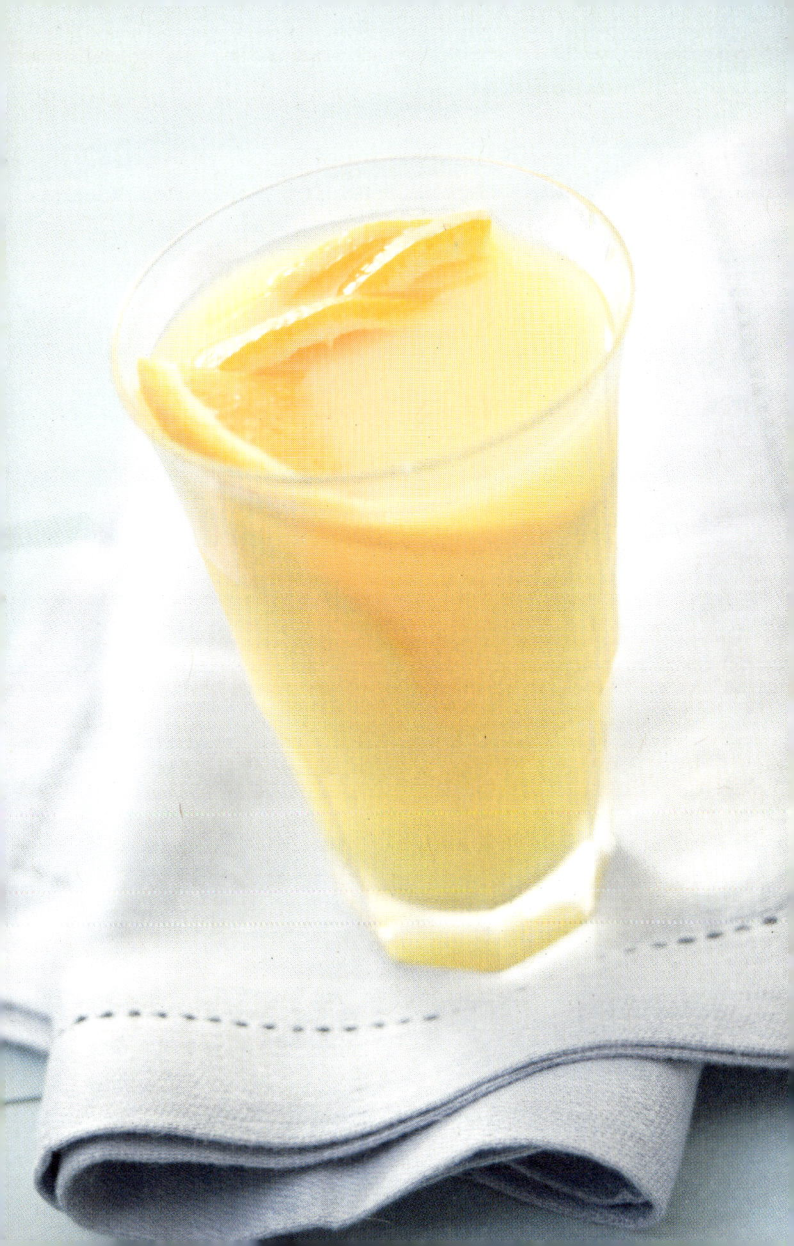

Arame-Suppe

Zutaten für 4 Portionen

1 EL getrocknete Arame (etwa 5 g)
1 Knoblauchzehe
1 dünne Frühlingszwiebel
2 EL Sesamöl
500 ml Dashi (→ Seite 67)
2 TL helle Sojasauce
1 TL dunkle Sojasauce
Frisch gemahlener Pfeffer

1 Arame vorbereiten (→ Seite 34 f.), den Knoblauch schälen und fein zerkleinern. Die Frühlingszwiebel putzen, waschen und mit dem saftigen Zwiebelgrün in feine Ringe schneiden.

2 Das Öl in einem Topf erhitzen, Knoblauch mit Arame darin glasig braten. Dashi dazugießen und 1-mal kurz aufkochen. Die Zwiebelringe zugeben und die Suppe zugedeckt bei schwacher Hitze 10 Minuten garen. Mit heller und dunkler Sojasauce und Pfeffer abschmecken.

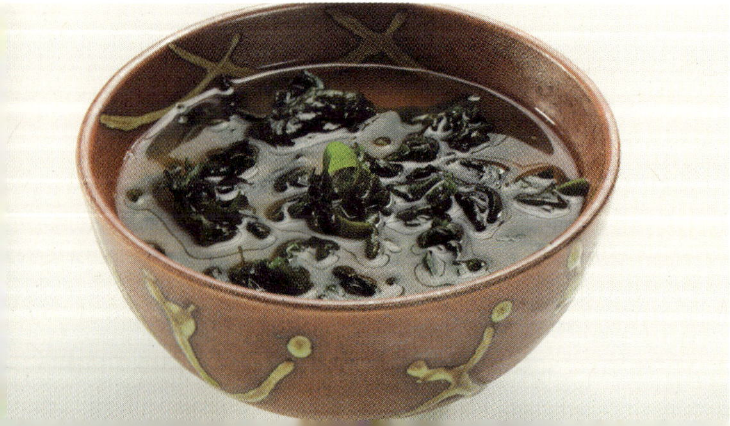

Gemüse-Tempura

Zutaten für 4 Portionen

300 ml Dashi (→ Seite 67)
75 ml Mirin
(→ Glossar, Seite 124 f.)
75 ml helle Sojasauce
200 g weißer Rettich
1 TL Schnittlauchröllchen
1 Zucchini
1 Kartoffel
2 Stangen Sellerie
5 kleine geröstete Noriblätter
1 Prise Salz
250 g Mehl
Öl zum Frittieren

1 Für den Dip die Dashi erhitzen. Mirin und Sojasauce zugeben, 1-mal aufkochen, abkühlen lassen und in Portionsschälchen geben. Den Rettich fein reiben, auf kleine Schälchen verteilen und mit Schnittlauch garnieren.

2 Gewaschene Zucchini und geschälte Kartoffel trockentupfen und in etwa ½ cm dicke Scheiben schneiden. Die Selleriestangen waschen und in fingerlange Stücke schneiden. Noriblätter halbieren.

3 Für den Teig 250 ml eiskaltes Wasser in eine Schüssel geben. Salz zugeben und das Mehl durch ein Sieb einstreuen. Mit einer Gabel leicht umrühren, bis sich Mehl und Wasser locker verbunden haben.

4 Das Öl erhitzen, Gemüse und Nori portionsweise im Teig wenden und in etwa 2 Minuten goldgelb frittieren. Heiß mit Dip und Rettich servieren.

Kombu mit Reis

Zutaten für 4 Portionen

Etwa 20 g frischer Kombu
2 Tassen Sushireis
2 EL Sesamsamen
1 EL Sesamöl
100 ml Gemüsebrühe
¼ TL Zitronenpfeffer
1–2 TL Reisessig

1 Den Kombu waschen, trockentupfen und in Streifen schneiden. Den Reis 3- bis 4-mal in einer Schüssel mit jeweils frischem kaltem Wasser bedeckt waschen, bis das Wasser klar bleibt. Dabei die Körner zwischen den Fingerspitzen leicht bewegen, damit die Stärke ausgewaschen wird.

2 Den Reis mit 4 Tassen frischem Wasser in einen Topf geben, einige Male umrühren und zugedeckt zum Kochen bringen. Nun bei schwacher Hitze 10 Minuten zugedeckt garen und auf der abgeschalteten Kochstelle noch 10 Minuten ruhen lassen.

3 Den Kombu mit dem Sesam im heißen Öl bei mittlerer Hitze unter Rühren etwa 3 Minuten braten. Die Brühe zugießen und den Kombu 10 Minuten sanft kochen lassen. Dann mit Zitronenpfeffer und Essig abschmecken und mit dem heißen Reis anrichten.

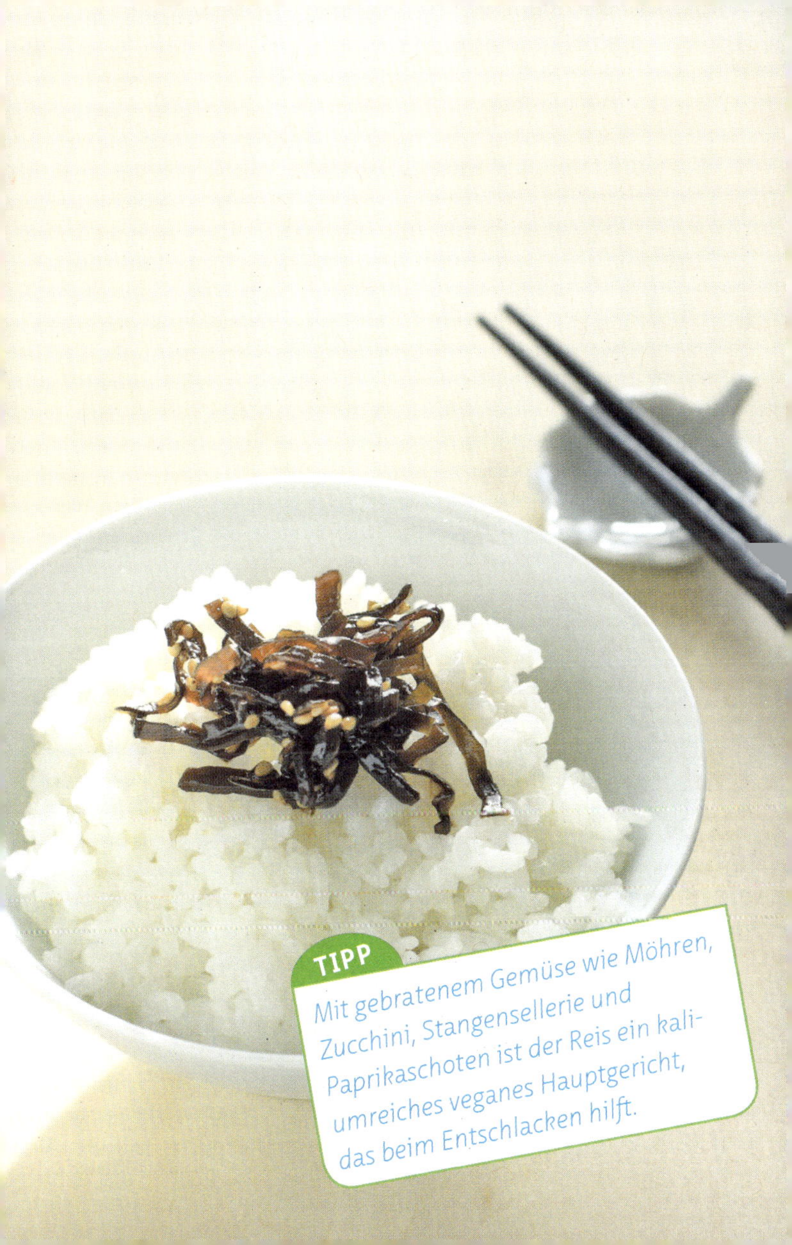

TIPP

Mit gebratenem Gemüse wie Möhren, Zucchini, Stangensellerie und Paprikaschoten ist der Reis ein kaliumreiches veganes Hauptgericht, das beim Entschlacken hilft.

Ramen mit Gemüse

Zutaten für 4 Portionen

Etwa 600 g Gemüse der Saison (zum Beispiel Möhren, Blumenkohl, grüne Bohnen und Mangold)

2 Frühlingszwiebeln

800 ml Dashi (→ Seite 67)

2 EL Erdnussöl zum Braten

4 EL Sake

1 EL helle Sojasauce

Etwa 270 g Ramen-Nudeln (→ Tipp)

1 Die geschälten Möhren mit dem Sparschäler in Streifen schneiden, den gewaschenen Blumenkohl in Röschen teilen, die Bohnen waschen und halbieren. Den gewaschenen Mangold in fingerbreite Streifen schneiden. Die Frühlingszwiebeln waschen und mit den saftigen grünen Blättern in feine Ringe schneiden. Die Dashi erhitzen und heißhalten.

2 Das Öl im Wok erhitzen. Das Gemüse und die halbe Menge der Frühlingszwiebeln darin unter Rühren etwa 1 Minute braten, aber nicht bräunen. Mit Sake und Sojasauce würzen.

3 Die Nudeln nach Packungsaufschrift bissfest kochen, abgießen, kurz abtropfen lassen und ganz heiß in Portionsschüsseln geben, dann pro Suppenportion etwa 200 ml kochend heiße Dashi darüber gießen. Nun das gebratene Gemüse darüber verteilen, mit den restlichen Zwiebelringen bestreuen und die Suppe sofort servieren.

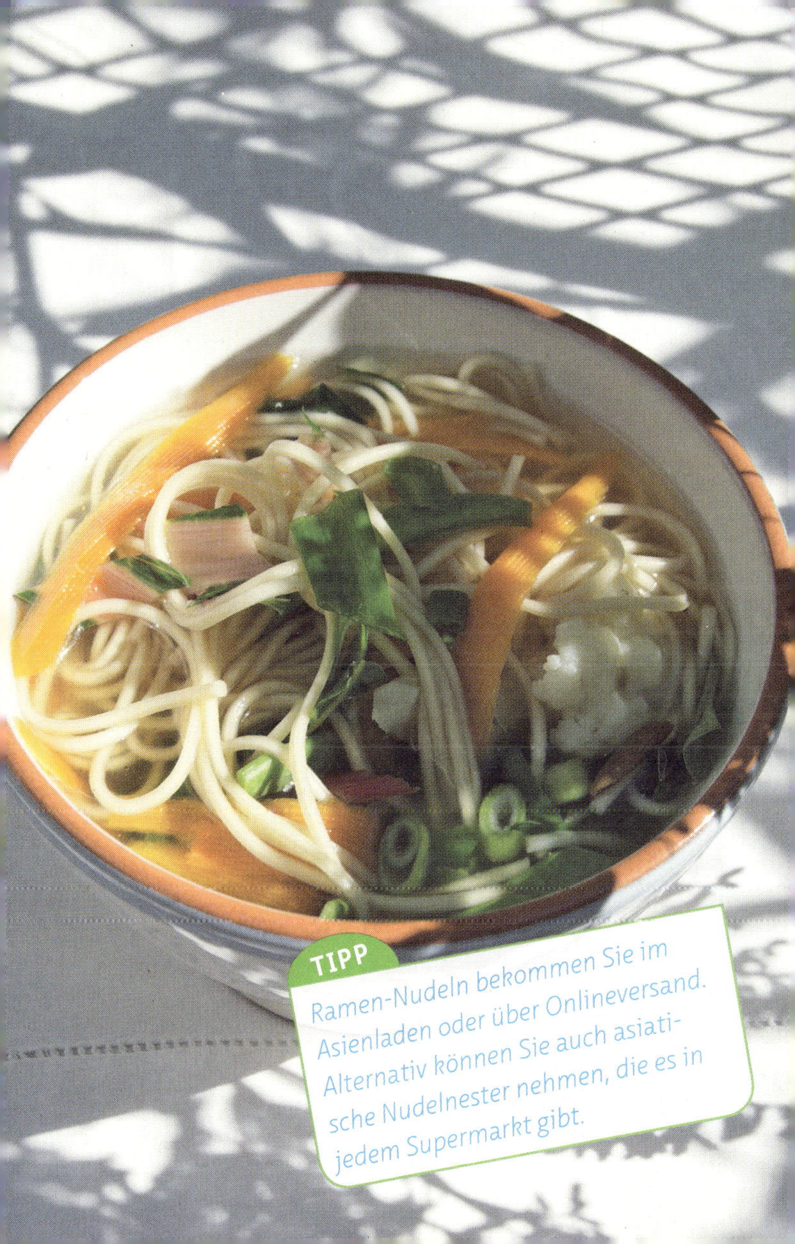

TIPP

Ramen-Nudeln bekommen Sie im Asienladen oder über Onlineversand. Alternativ können Sie auch asiatische Nudelnester nehmen, die es in jedem Supermarkt gibt.

Frühlingssalat

Zutaten für 4 Portionen

1 Salatgurke
2 Frühlingszwiebeln
1 Handvoll beliebige Kräuter (zum Beispiel Zitronenmelisse, Rucola, Brennnesseln)
1 Handvoll beliebige Keimlinge oder Sprossen (zum Beispiel Rettich, Senf oder Alfalfa)
½ TL Zitronenpfeffer
2–3 EL Reisessig
2 EL Erdnussöl
1 EL Seaweed Salad oder getrockneter Meersalat
Salz nach Belieben

1 Die Gurke waschen oder schälen und hauchdünn hobeln. Die Frühlingszwiebeln waschen und mit den saftigen grünen Blättern in feine Ringe schneiden. Die Kräuter waschen, trockentupfen und grob zerkleinern, die Keimlinge oder Sprossen auf einem Sieb kalt abspülen und abtropfen lassen.

2 Alle diese Zutaten in einer Schüssel mit Zitronenpfeffer, Essig und 1 EL Öl mischen, mit etwas Salz würzen und auf Portionstellern verteilen.

3 Den Seaweed Salad in einer Pfanne mit dem restlichen Öl unter Rühren sanft rösten und über die Salatportionen geben.

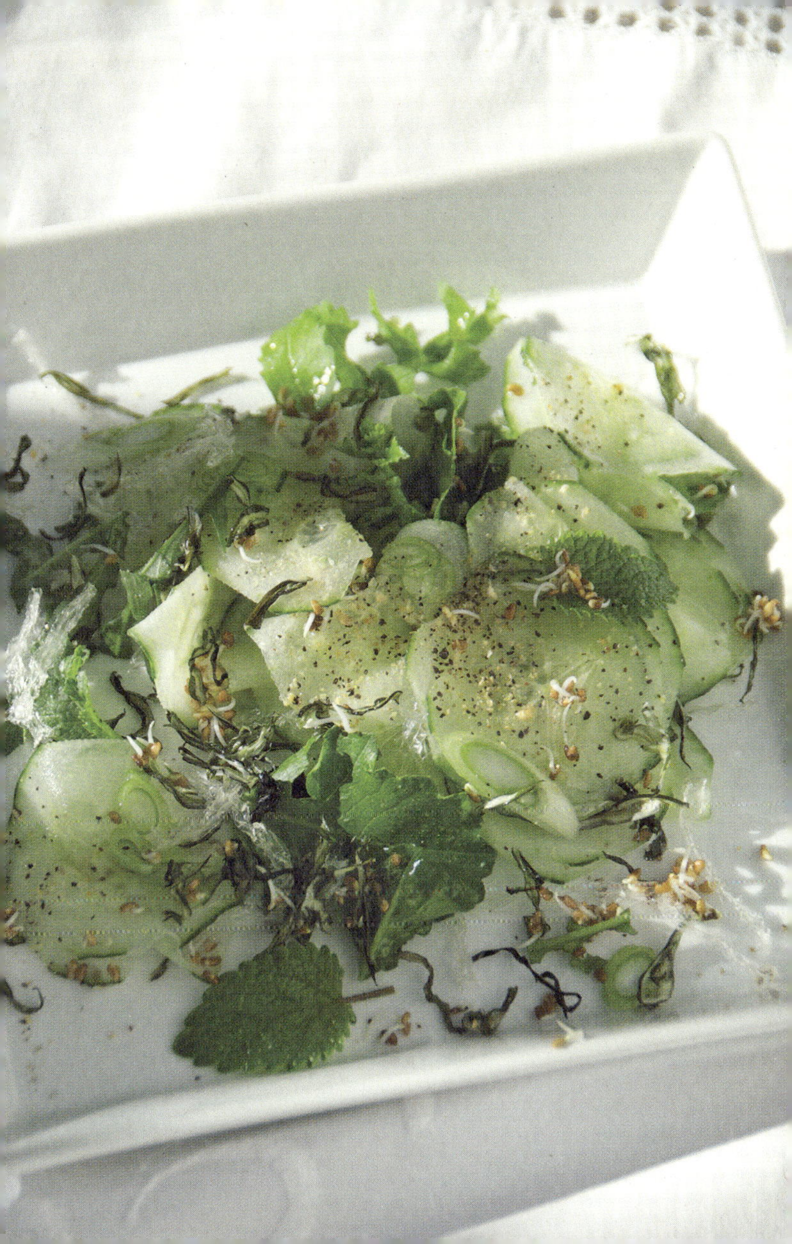

Auberginen in Dashi

Zutaten für 4 Portionen

400 ml Dashi (→ Seite 67)
1 TL Mirin
(→ Glossar, Seite 124 f.)
3 EL helle Sojasauce
1 EL dunkle Sojasauce
2 kleine Auberginen
(etwa 500 g)
3 EL Öl

1 Dashi, Mirin sowie helle und dunkle Sojasauce in einem Topf aufkochen und wieder abkühlen lassen.

2 Die Auberginen waschen, von den Blütenansätzen befreien, in etwa fingerdicke Scheiben schneiden und mit dem Öl bestreichen. Dann in einer großen beschichteten Pfanne zugedeckt bei schwacher bis mittlerer Hitze weich braten, dabei 1-mal wenden.

3 Auberginen in die Dashi-Mischung legen und etwa 10 Minuten darin ziehen lassen, dann anrichten und zimmerwarm oder gekühlt servieren.

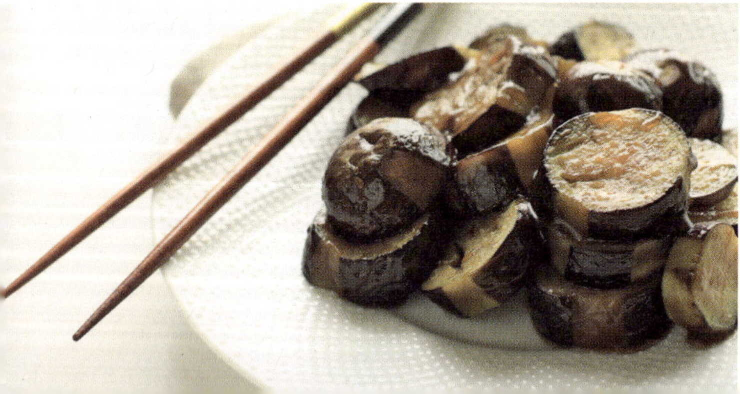

Kelp-Suppe

Zutaten für 4 Portionen

3 EL getrocknete Kelpflocken (etwa 9 g)
1 Knoblauchzehe
1 l Wasser
2 EL Sesamöl
2 Frühlingszwiebeln
Salz nach Belieben
Frisch gemahlener weißer Pfeffer
2 TL helle Sojasauce
1 TL dunkle Sojasauce

1 Die Hälfte der Kelpflocken fein zerbröseln, den Rest in lauwarmem Wasser etwa 20 Minuten ziehen lassen, bis sie weich sind. Dann abgießen, abtropfen lassen, mit einem Löffelrücken etwas ausdrücken. Den Knoblauch abziehen und zerdrücken.

2 Die zerbröselten Kelpflocken in das frische Wasser einrühren und diese Brühe langsam erwärmen.

3 Das Sesamöl erhitzen, die eingeweichten Kelpflocken und den Knoblauch darin bei schwacher Hitze dünsten und langsam mit der heißen Kelp-Brühe aufgießen. Die Suppe bei schwacher Hitze 10 Minuten garen.

4 Die Frühlingszwiebeln putzen, waschen und sehr schräg in etwa fingerbreite Ringe schneiden. Dann in die Suppe geben und 1 Minute mitkochen. Die Suppe mit Salz, Pfeffer sowie heller und dunkler Sojasauce abschmecken und heiß servieren.

Marinierter Tofu mit Salat

Zutaten für 4 Portionen

Für den Tofu:

1 Stück frischer Ingwer
125 ml Sojasauce
4 EL Mirin
1 EL brauner Zucker
250 g Tofu
3 EL Öl

Für den Salat:

3 Handvoll Salatblätter
1 kleiner Kohlrabi
3 Radieschen
2 große oder 4 kleine geröstete Noriblätter
1 Handvoll Zuckerschoten und Dicke Bohnenkerne

1 Den Ingwer schälen, ganz fein zerkleinern, mit Sojasauce, Mirin und Zucker verrühren. Den Tofu in Scheiben schneiden, mit dieser Marinade übergießen und zugedeckt etwa 2 Stunden kühlen.

2 Die Salatblätter mundgerecht zerkleinern. Den Kohlrabi schälen und fein hobeln, die Radieschen in dünne Scheiben, die Noriblätter in Streifen schneiden. Alle diese Zutaten auf Portionstellern verteilen.

3 Zuckerschoten und Bohnenkerne waschen und in einer großen Pfanne mit dem heißen Öl kurz braten, dann auf die Portionsteller geben.

4 Tofu etwa 5 Minuten braten, dabei 1-mal wenden und die Marinade zugeben. Dann auf dem Salat anrichten und mit der Marinade aus der Pfanne beträufeln.

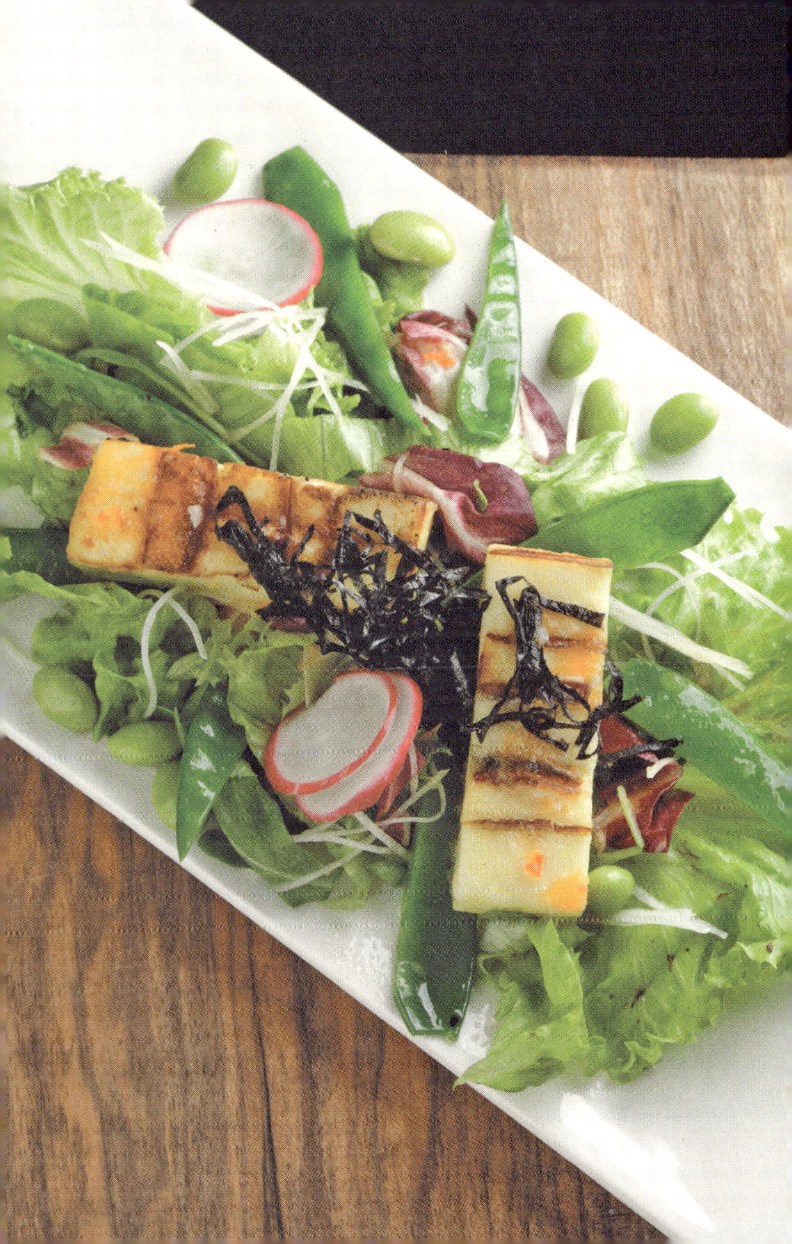

Gemüsesalat

Zutaten für 4 Portionen

2 große eingelegte Umeboshi-Pflaumen (→ Glossar, Seite 124 f.)
6 EL Reisessig
1 EL Zucker
6 EL Sesamöl
1 EL Seaweed Salad (etwa 4 g)
Etwa 300 g weißer Rettich
1 Minigurke
2 Möhren
1 kleine rote Zwiebel
1 walnussgroßes Stück frischer Ingwer
1 Tomate
Salz nach Belieben

1 Die Umeboshi-Pflaumen fein hacken und mit Essig, Zucker und Öl in einer Schüssel mischen. Den Seewead Salad zugeben und untermischen.

2 Rettich, Gurke, Möhren, Zwiebel und Ingwer schälen und zuerst in dünne Scheiben, dann in feine Streifen schneiden. Die Tomate waschen und würfeln.

3 Alle diese Zutaten in die Schüssel geben, den Salat mischen, mit Salz abschmecken und auf Portionstellern anrichten. Am besten mit frisch gekochtem, heißem Reis servieren.

Frische Shisoblätter (→ Tipp rechte Seite) bekommen Sie in Asienläden, Samen zum Eigenanbau gibt es im Gartencenter oder über Onlineversand.

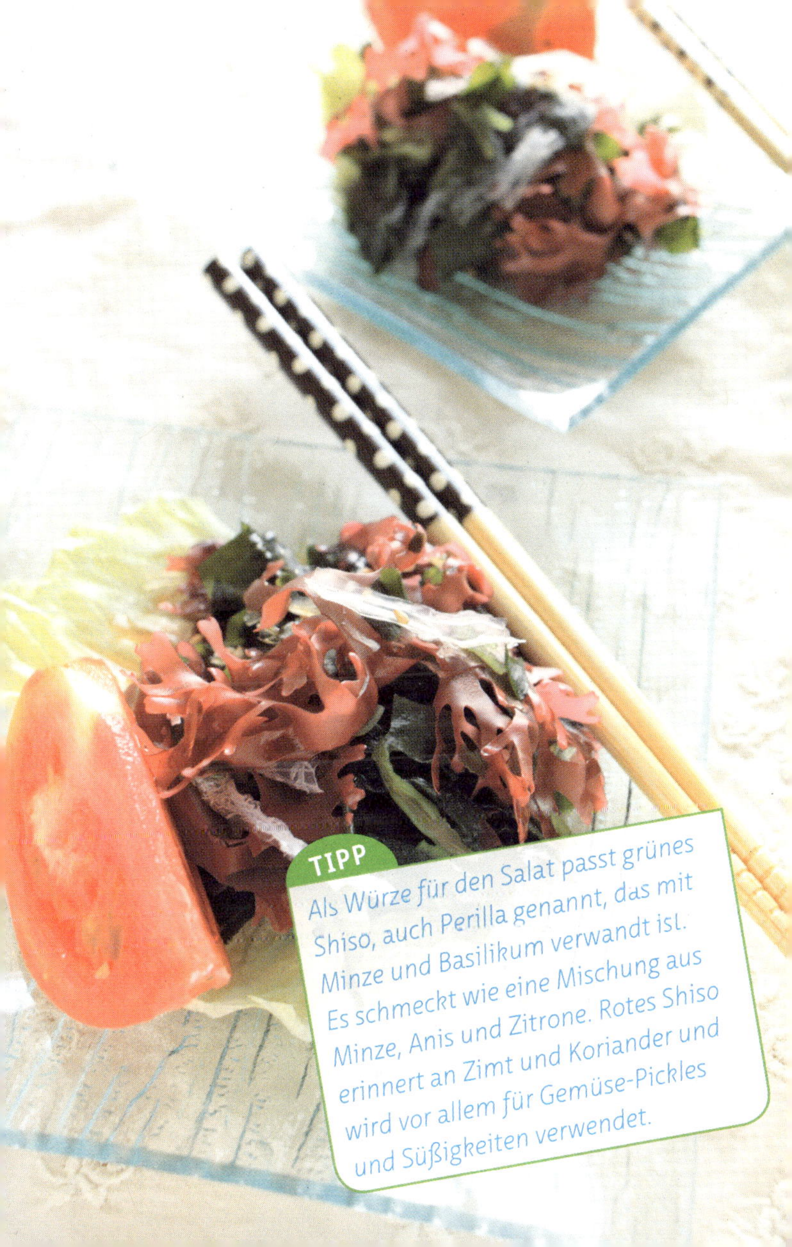

TIPP

Als Würze für den Salat passt grünes Shiso, auch Perilla genannt, das mit Minze und Basilikum verwandt isl. Es schmeckt wie eine Mischung aus Minze, Anis und Zitrone. Rotes Shiso erinnert an Zimt und Koriander und wird vor allem für Gemüse-Pickles und Süßigkeiten verwendet.

Gemüsespieße mit Dip

Zutaten für 4 Portionen

- 100 ml Worcestershire-Sauce
- 3 EL Tomatenketchup
- 3 EL dunkle Sojasauce
- 4 EL Dashi (→ Seite 67)
- 1 EL Sake
- 1 TL scharfer Senf
- 1 TL Arame
- 1 Süßkartoffel
- 3 Stangen Sellerie
- 12 kleine Shiitake-Pilze
- 16 Schaschlikspieße
- 2 Eier
- 2 EL Milch
- 1 Päckchen japanisches Paniermehl (→ Glossar, Seite 124 f.)
- Pflanzenöl zum Frittieren

1 Für den Dip die Worcestershire-Sauce mit Ketchup, Sojasauce, Dashi und Sake 1-mal aufkochen. Von der Kochstelle nehmen und den Senf unterrühren.

2 Arame vorbereiten (→ Seite 34 f.), die Süßkartoffel schälen, waschen, längs halbieren, von jeder Hälfte 4 dünne Scheiben abschneiden, mit Arame belegen, aufrollen und jede Rolle auf einen Spieß stecken.

3 Den Rest der Kartoffel würfeln. Den Sellerie waschen, jede Stange in etwa 4 cm lange Stücke schneiden und abwechselnd mit den Kartoffelwürfeln auf 4 Spieße stecken. Die Pilze putzen und auf 4 Spieße stecken.

4 Eier mit Milch verquirlen, die Spieße zuerst darin, dann portionsweise im Paniermehl wenden und im heißen Öl goldbraun frittieren. Heiß mit dem Dip servieren.

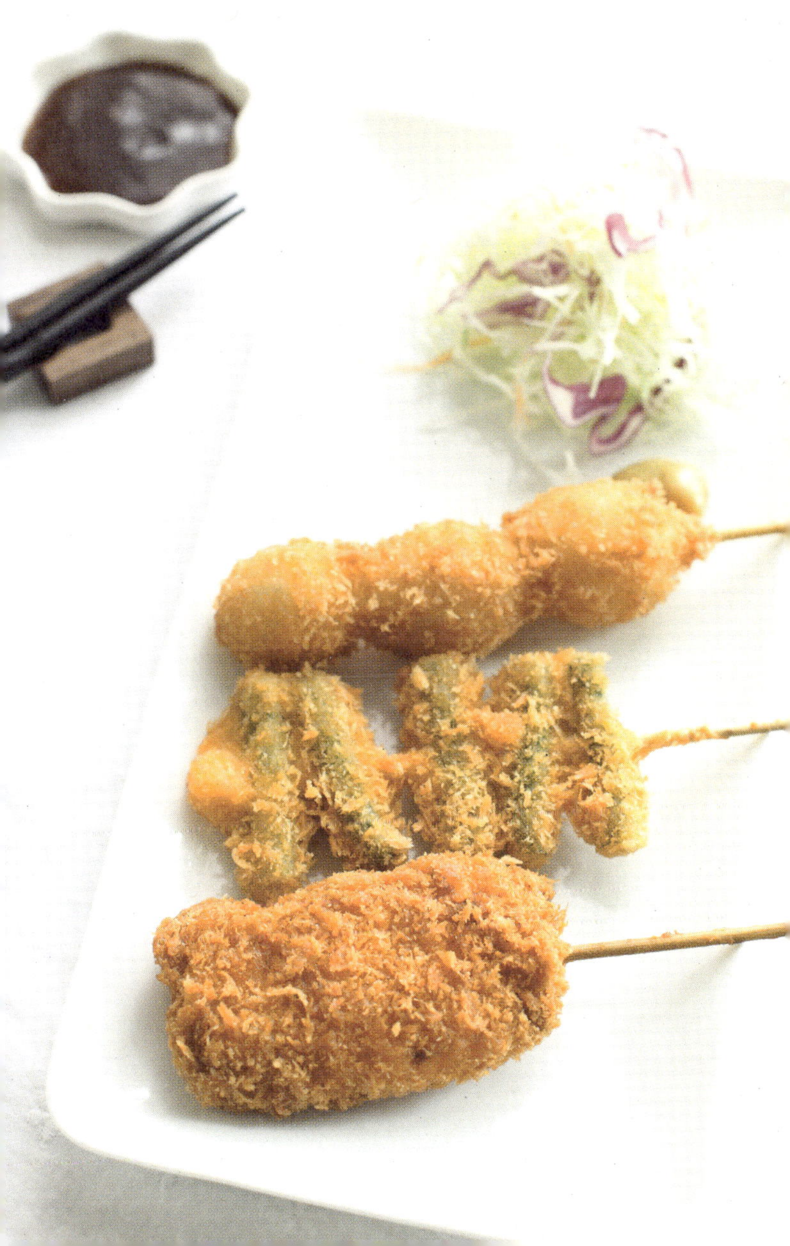

Sushi vegan

Zutaten für 4 Portionen

1 Avocado
2–3 EL Zitronensaft
150 g rote Paprikaschote
2 Noriblätter für Sushi
500 g gegarter Sushi-Reis (→ Seite 88)
2 TL Wasabi (→ Glossar, Seite 124 f.)
4–5 EL weiße Sesamkörner

1 Die Avocado halbieren und den Kern entfernen. Die Hälften dünn schälen, der Länge nach in etwa ½ cm dicke Streifen schneiden und mit Zitronensaft beträufeln. Die Paprikaschote waschen, putzen und fein zerkleinern.

2 Ein Noriblatt auf eine Bambusmatte legen und etwa ½ cm dick mit Reis bedecken, dann den Reis mit einem ausreichend großen Stück Klarsichtfolie belegen und wenden, sodass die Reisschicht auf der Matte liegt.

3 Das Noriblatt im unteren Drittel dünn mit Wasabi bestreichen, dann die Hälfte der Paprikaschote darauf verteilen und diese mit der halben Menge Avocadostreifen belegen. Sushi mithilfe von Folie und Bambusmatte aufrollen und gleichmäßig formen, dabei Folie und Matte nicht mit einrollen. Zum Schluss beides entfernen.

4 Die zweite Sushi-Rolle ebenso zubereiten. Die Rollen im Sesam wenden und mit einem scharfen Messer mit glatter Schneide in etwa 2 cm dicke Stücke schneiden.

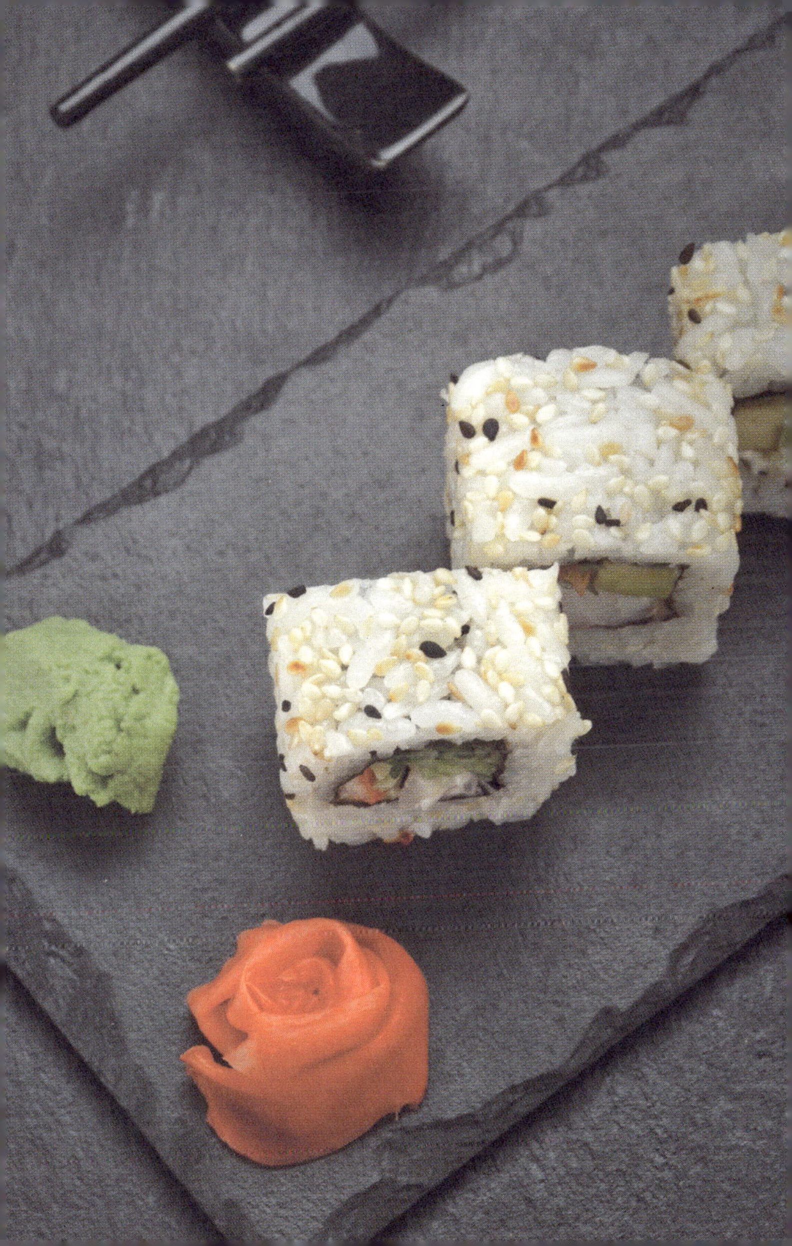

Sushi-Reis

Zutaten für 4–6 Portionen

250 g Sushi-Reis
1 TL Zucker
½ TL Salz
2 EL Sake

1 Den Reis 3- bis 4-mal in einer Schüssel mit jeweils frischem kaltem Wasser bedeckt waschen, bis das Wasser klar bleibt. Dabei mit den Fingerspitzen leicht durchkneten, damit die Stärke ausgewaschen wird. Nun mit frischem Wasser bedeckt 30 Minuten quellen lassen, dann abtropfen und einige Minuten ruhen lassen.

2 In einen Topf 1 ½ l kaltes Wasser geben. Den Reis zufügen, einige Male mit einer Gabel umrühren und zugedeckt zum Kochen bringen. Die Temperatur sofort reduzieren, und den Reis bei schwacher Hitze 10 Minuten zugedeckt garen.

3 Neben der Kochplatte (Elektroherd) oder auf der abgeschalteten Kochstelle zugedeckt 10 Minuten ruhen lassen. Inzwischen Zucker und Salz mit Sake leicht erwärmen und unter Rühren auflösen.

4 Den gegarten Reis in ein weites Gefäß geben und ihm Luft zufächeln, damit die Feuchtigkeit rasch verdunstet. Mit der Sake-Mischung beträufeln und wie Salat locker mischen, ohne die Körner zu quetschen.

Ingwertee mit Dulse

Zutaten für 2 Portionen

1 daumengroßes Stück frischer Ingwer

2 Zitronenblätter

Etwa 2 g Dulse

300 ml frisch gebrühter grüner Tee

Den Ingwer schälen und in feine Streifen schneiden. Mit den gewaschenen Zitronenblättern und der Dulse in den heißen Tee geben und alles etwa 3 Minuten ziehen lassen.

TIPP

Ein Tee zum Entschlacken und Vorbeugen: Zitronenblätter regen den Stoffwechsel an, grüner Tee kurbelt den Stoffwechsel an und fördert die Fettverdauung, Dulse und Ingwer stärken das Immunsystem.

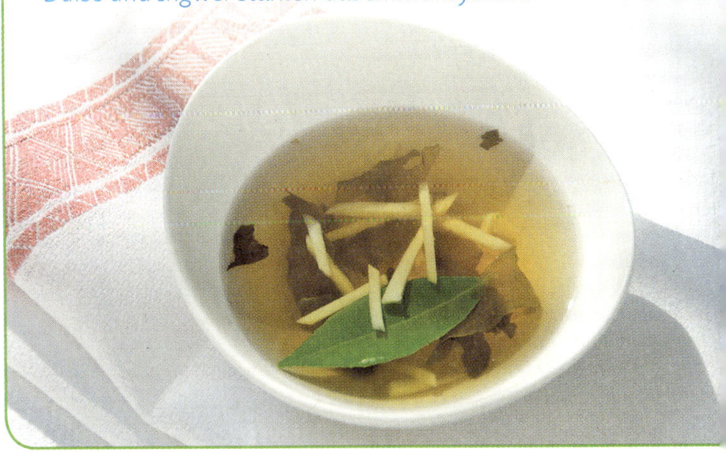

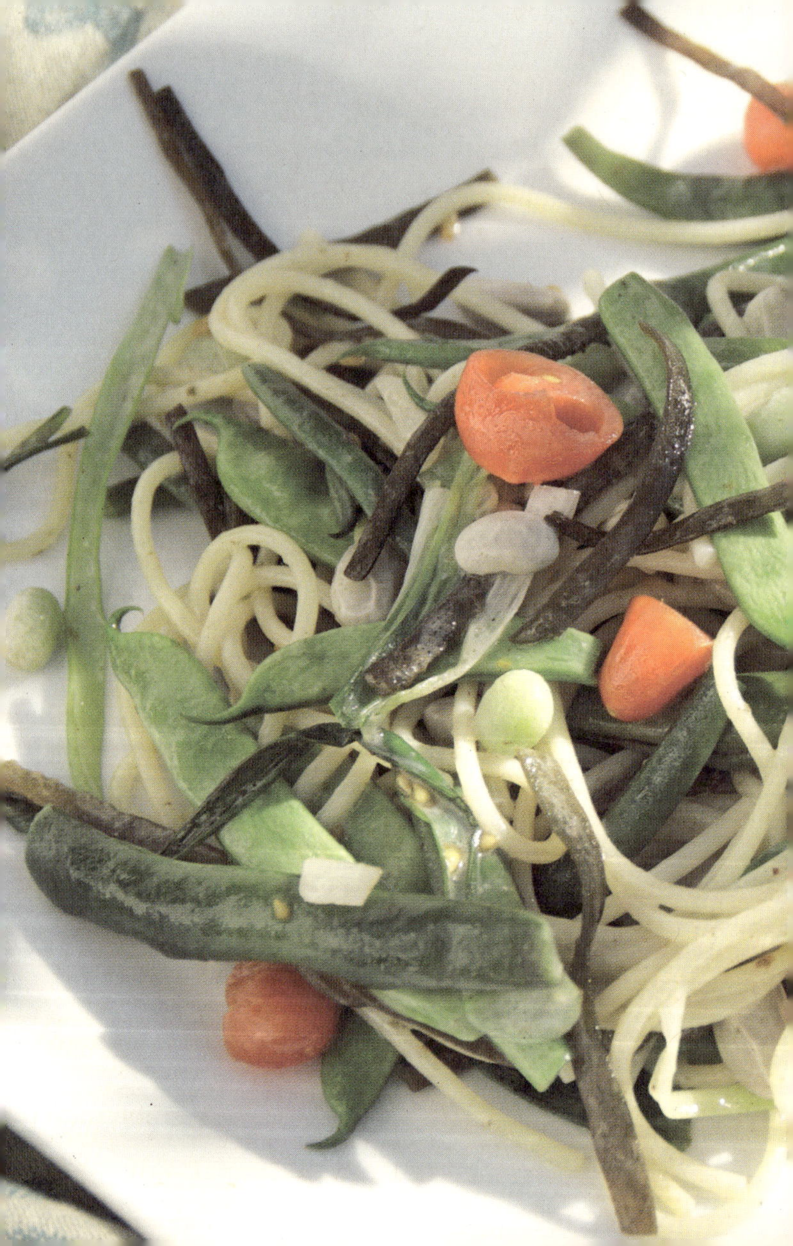

Rezepte aus Europa

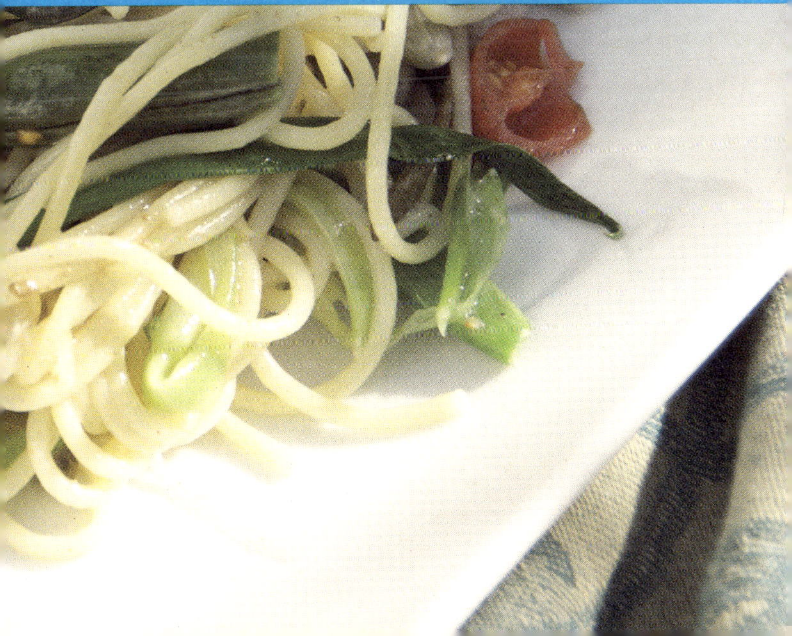

Brokkolisuppe mit Chlorella

Zutaten für 4 Portionen

400 g Brokkoli
1 kleine Zwiebel
1 große mehlige Kartoffel
2 EL Öl
800 ml Gemüsebrühe oder Dashi (→ Seite 67)
2 Scheiben Weißbrot
1 EL Butter
200 g Sojasahne
2 TL Chlorella-Pulver
Salz nach Belieben
Frisch gemahlener Pfeffer

1 Den Brokkoli waschen und in kleine Stücke schneiden. Die Zwiebel schälen und fein zerkleinern, die Kartoffel schälen, waschen und würfeln.

2 Brokkoli, Kartoffel und Zwiebel in einem Topf mit dem Öl unter Rühren anbraten. Die Brühe hinzufügen, aufkochen und die Suppe zugedeckt 10 Minuten garen, bis die Kartoffel weich ist.

3 Inzwischen das Brot würfeln und in der heißen Butter bei schwacher Hitze unter häufigem Wenden goldgelb und knusprig braten.

4 Die Suppe mit dem Stabmixer pürieren, dabei Sojasahne und Chlorella zugeben. Die Suppe nochmals erhitzen, aber nicht mehr aufkochen. Mit Salz und Pfeffer abschmecken und mit den Brotwürfeln in Suppentassen anrichten.

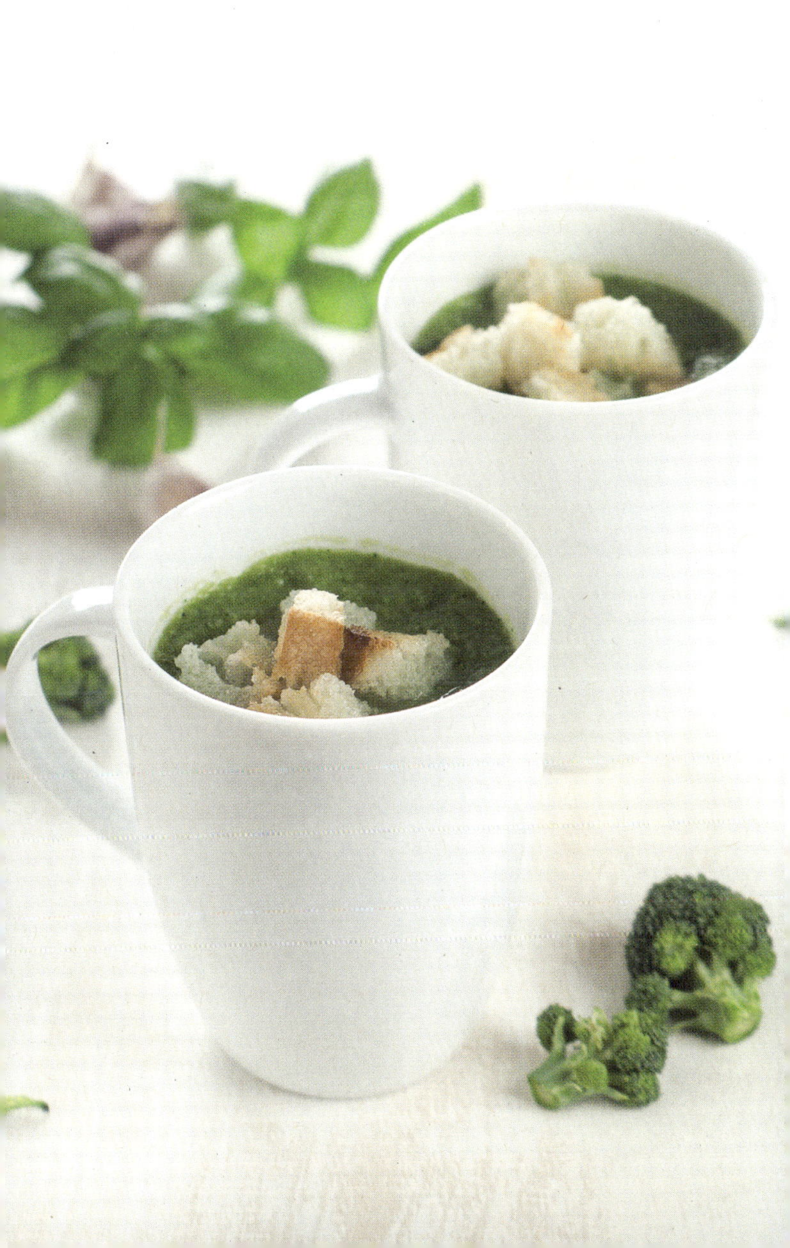

Hafersuppe

Zutaten für 3–4 Portionen

- 100 g gedarrter Hafer
- 500 g Brühe
- 2 mittelgroße Kartoffeln
- 1 dicke Möhre
- 2 Frühlingszwiebeln
- 1 Knoblauchzehe
- 2 TL getrockneter Seaweed Salad (etwa 4 g)
- Salz nach Belieben

1 Den Hafer mit der Brühe aufkochen und zugedeckt bei schwacher Hitze 20 Minuten kochen lassen.

2 Inzwischen die Kartoffeln und die Möhre schälen, waschen und klein würfeln. Die Frühlingszwiebeln waschen, putzen und mit dem saftigen Zwiebelgrün in Ringe schneiden. Den Knoblauch schälen und mit etwas Salz zerdrücken.

3 Alle diese Zutaten und den Seaweed Salad zum Hafer geben und weitere 10 Minuten kochen lassen. Die Suppe mit Salz abschmecken und schön heiß servieren.

TIPP

Gedarrtes Getreide bekommen Sie im Bioladen – Einzelhandel oder Supermarkt. Es wurde eingeweicht und wieder getrocknet; deshalb muss es auch nicht wie rohe Getreidekörner vor oder nach dem Kochen noch quellen, um gut verdaulich zu sein.

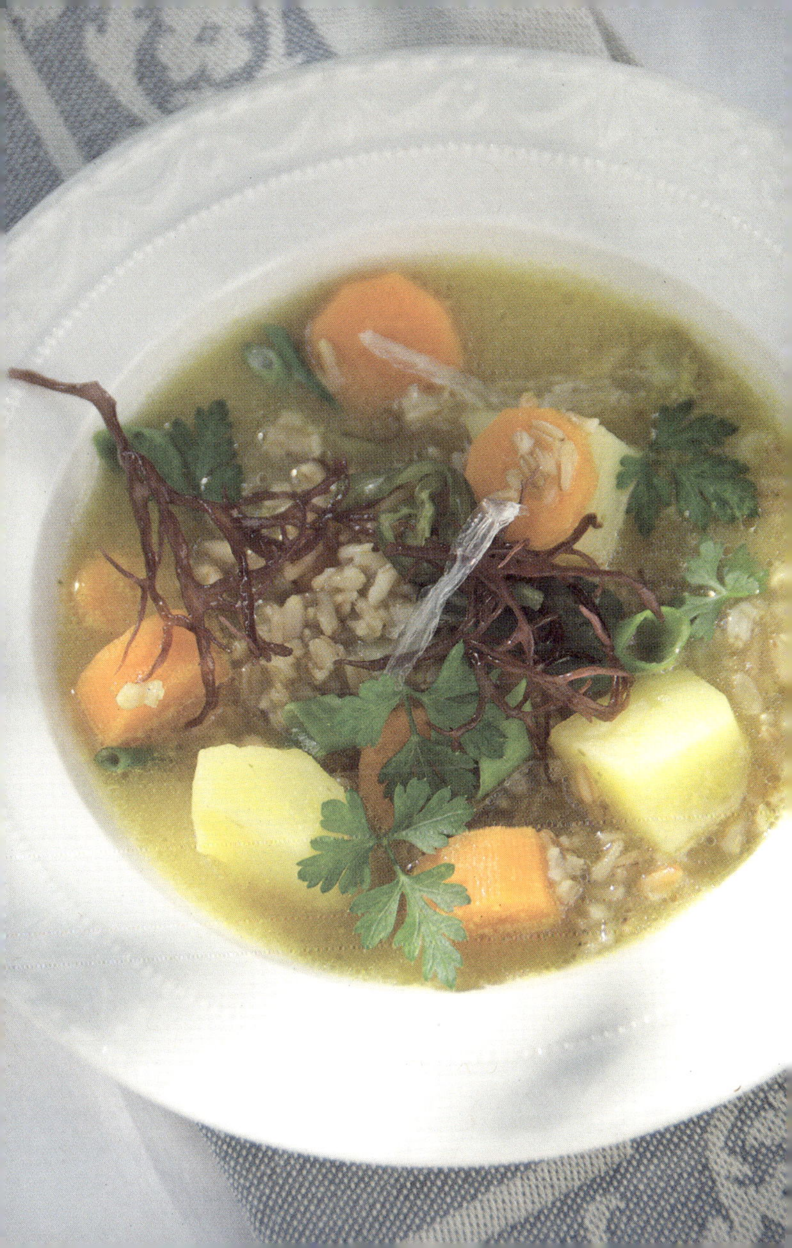

Eiersalat

Zutaten für 4 Portionen

8 Eier
1 EL getrockneter Meersalat (etwa 5 g)
2–3 Bärlauchblätter
150 g Joghurt
1 TL scharfer Senf
1–2 TL Zitronensaft
1 TL Sonnenblumenöl
Salz nach Belieben
Frisch gemahlener Pfeffer

1 Die Eier in 8 Minuten hart kochen, dann abgießen, kalt abschrecken, schälen und grob zerkleinern. Den Meersalat vorbereiten (→ Seite 34 f.), den Bärlauch waschen und trockentupfen, die Blättchen in feine Streifen schneiden.

2 Den Joghurt mit Senf, Zitronensaft und Öl in einer Schüssel verrühren. Die Eier, den Bärlauch und den Meersalat hinzufügen, den Salat mit Salz und Pfeffer würzen und mischen.

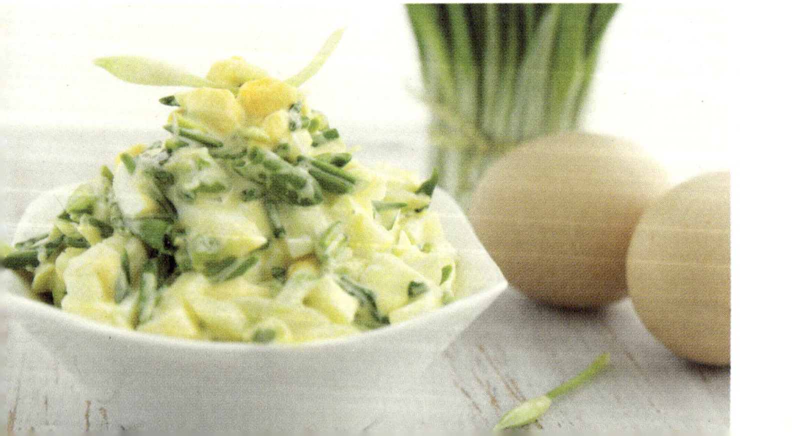

Kartoffelauflauf

Zutaten für 4 Portionen

1 kg mehlige Kartoffeln
250 ml Gemüsebrühe
150 g Schmant
2 EL Butter
1 große Zwiebel
10 kleine oder 5 große geröstete Noriblätter
2 Möhren
2 EL Öl
2 Eier
Salz nach Belieben
Frisch gemahlener Pfeffer
2 Tomaten
2–3 EL geriebener Käse

1 Die Kartoffeln schälen, waschen und würfeln. Mit der Brühe aufkochen und zugedeckt in etwa 20 Minuten sehr weich kochen. Mit dem Kartoffelstampfer zerdrücken, dabei den Schmant und die Butter untermischen.

2 Während die Kartoffeln kochen, die Zwiebel schälen und fein zerkleinern. Die Noriblätter in hauchfeine Streifen schneiden. Die Möhren schälen und fein würfeln.

3 Diese drei Zutaten im heißen Öl bei mittlerer Hitze unter Rühren dünsten, dann zu den Kartoffeln geben. Die Eier hinzufügen, alles mischen, mit Salz und Pfeffer würzen und in eine gefettete Auflaufform geben.

4 Die Tomaten waschen oder abziehen, in Scheiben schneiden, auf die Kartoffeln legen und mit dem Käse bestreuen. Den Auflauf im vorgeheizten Backofen bei 200 °C in etwa 30 Minuten goldbraun backen.

Zitronensuppe mit Reis

Zutaten für 4 Portionen

1 Handvoll frischer Meersalat oder 1 EL getrocknete Wakame
500 ml Gemüsebrühe oder Dashi (→ Seite 67)
2 EL Rundkornreis
Salz nach Belieben
1 dünne Stange Lauch
2 junge Möhren
1 Bio-Zitrone
1 Messerspitze Chiliflocken oder Harissa

1 Das Meeresgemüse vorbereiten (→ Seite 34 f.) und zerkleinern. Brühe oder Dashi mit dem Reis und Salz aufkochen und zugedeckt bei schwacher Hitze etwa 30 Minuten garen, bis der Reis sehr weich ist.

2 Den Lauch putzen, waschen und in feine Ringe schneiden. Die Möhren schälen und in Stifte hobeln.

3 Die Suppe mit einem Schneebesen durchrühren, damit sie sämig wird. Das Gemüse und das Meeresgemüse zugeben und 1-mal kräftig aufkochen.

4 Die Zitrone heiß abwaschen, halbieren, von jeder Hälfte 2 hauchdünne Scheiben abschneiden und in Suppenschalen legen. Den Rest der Zitrone auspressen und den Saft in die Suppe rühren. Die Suppe mit Salz und Chili oder Harissa abschmecken und in den Schalen verteilen.

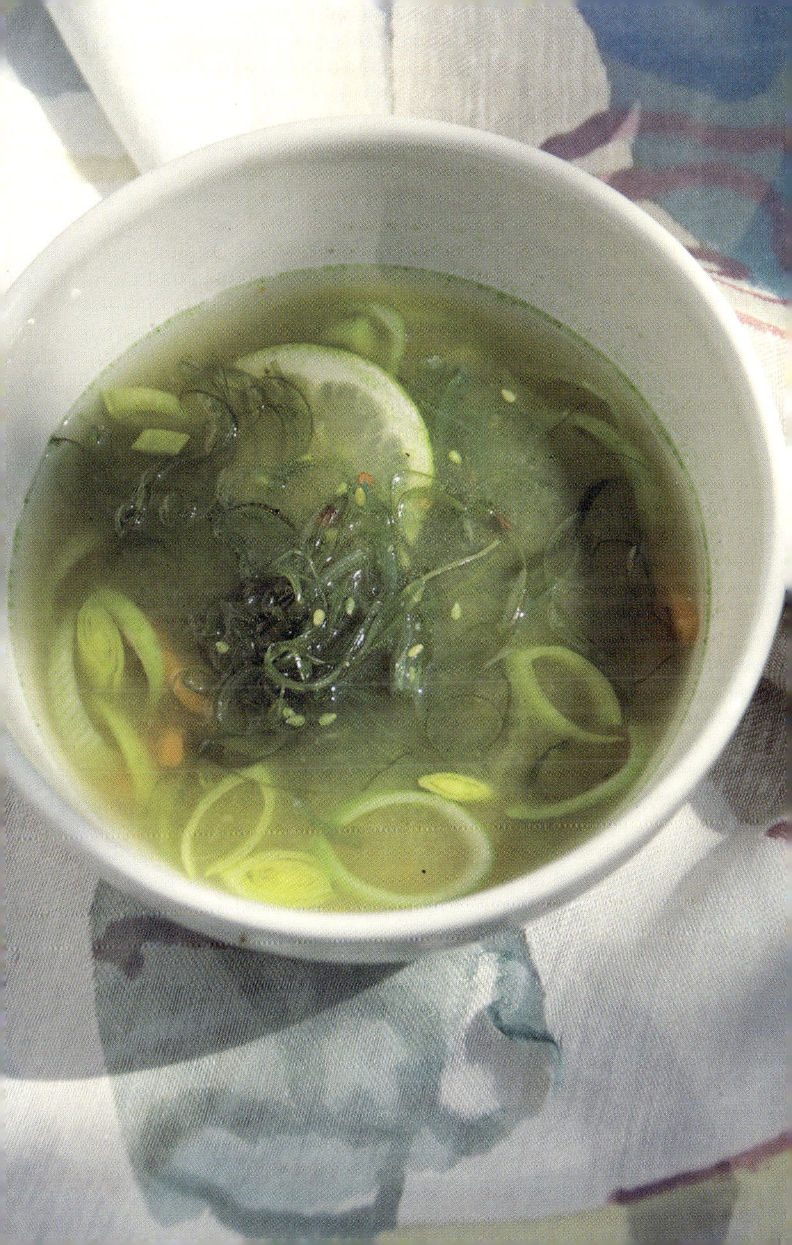

Rote-Bete-Salat

Zutaten für 4 Portionen

3 mittelgroße Rote Beten (etwa 600 g)
2 EL Olivenöl
6–7 EL Dashi (→ Seite 67)
Salz nach Belieben
Frisch gemahlener schwarzer Pfeffer
Saft von 1 Zitrone
2 Frühlingszwiebeln
1 Handvoll Rettichsprossen
1–2 EL weiße Sesamsamen

1 Die Roten Beten waschen, schälen, in Stücke schneiden und in einer Pfanne mit dem heißen Öl kräftig anbraten. Dashi zugeben und die Roten Beten unter häufigem Wenden in etwa 5 Minuten knapp weich braten.

2 Mit Salz, Pfeffer und Zitronensaft würzen und etwas abkühlen lassen. Die Frühlingszwiebeln waschen, putzen und mit dem saftigen Grün schräg in Ringe schneiden. Die Sprossen kalt abspülen und trockentupfen.

3 Die Roten Beten anrichten, mit Frühlingszwiebeln, Rettichsprossen und Sesam bestreut lauwarm servieren.

Rettichsprossen können Sie ganz leicht selbst ziehen (mehr Informationen dazu in »Keimlinge und Sprossen«, erschienen im Mankau Verlag).

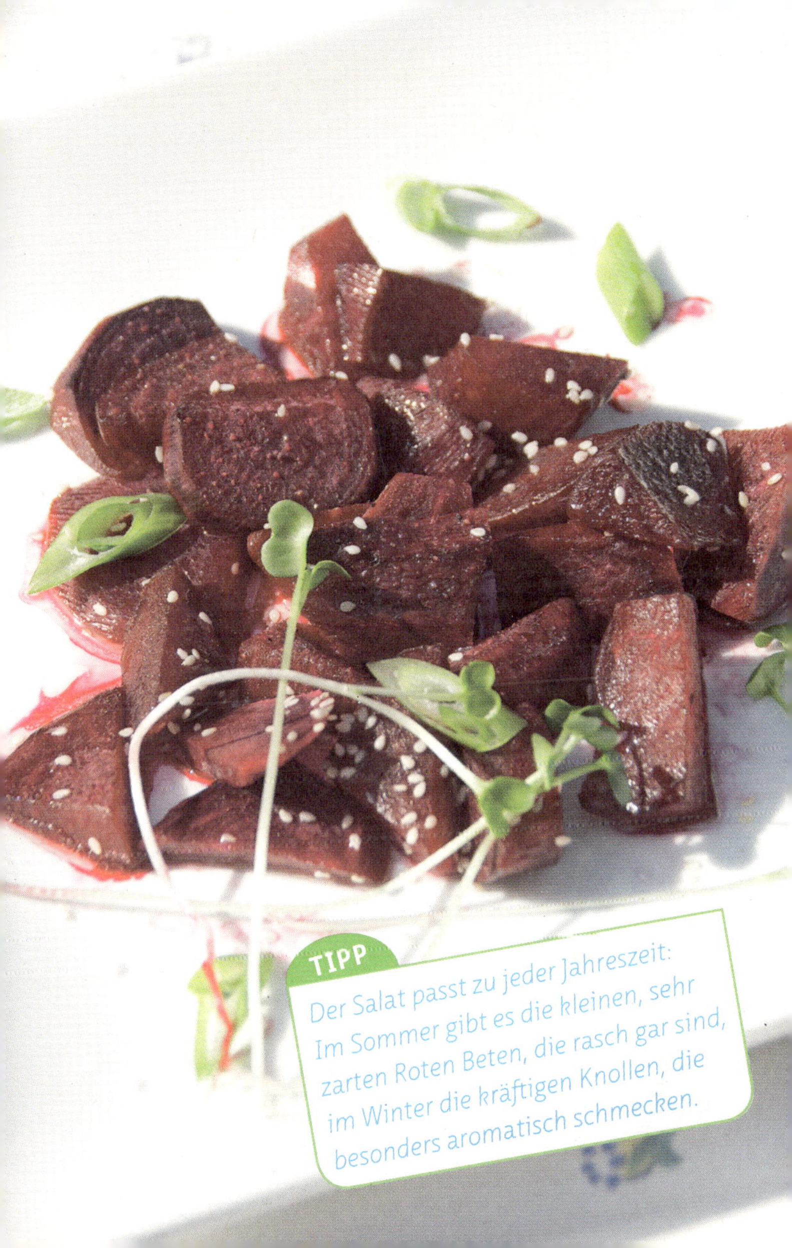

TIPP

Der Salat passt zu jeder Jahreszeit: Im Sommer gibt es die kleinen, sehr zarten Roten Beten, die rasch gar sind, im Winter die kräftigen Knollen, die besonders aromatisch schmecken.

Seetangsalat mit Chili

Zutaten für 4 Portionen

2 Handvoll frischer Laitue de mer oder 1 EL getrocknete Wakame

4 Handvoll beliebige gemischte Salat- und Kräuterblätter

1 große Messerspitze Chiliflocken

1 EL weiße Sesamkörner

3–4 EL Zitronensaft

4 EL Olivenöl

Salz nach Belieben

1 Meersalat oder Wakame vorbereiten (→ Seite 34 f.) und zerkleinern. Den Salat und die Kräuter waschen, trockentupfen und mundgerecht zerkleinern.

2 Diese vorbereiteten Zutaten in einer Schüssel mit Chili, Sesam, Zitronensaft und Öl mischen, mit Salz abschmecken und vor dem Servieren noch 10 Minuten ziehen lassen.

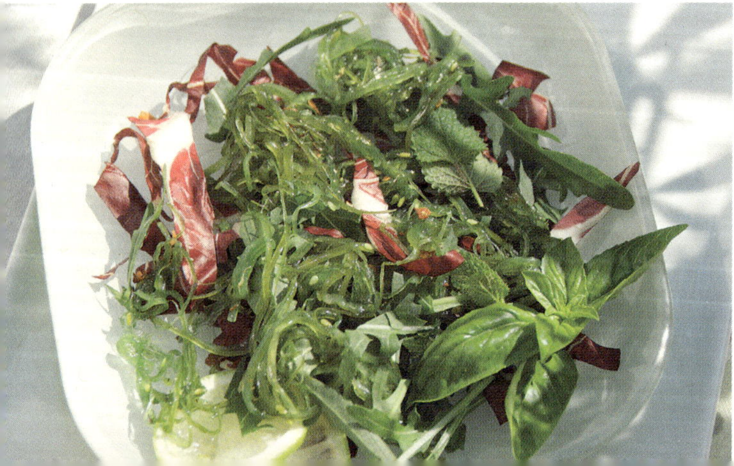

Reisnudeln mit Meeresgemüse

Zutaten für 4 Portionen

2 EL getrocknete Wakame oder Kelpflocken (etwa 9 g)
1 kleiner Kohlrabi
2 Möhren
2 Stangen Sellerie
3 EL Öl
4–5 EL Gemüsebrühe
2 EL Apfelessig
Salz nach Belieben
100 g dünne Reisnudeln

1 Wakame oder Kelp vorbereiten (→ Seite 34 f.), gegebenenfalls zerkleinern und gut trockentupfen. Den Kohlrabi und die Möhren schälen und mit einem Spiralschneider in »Nudeln« oder mit einem Messer in Stifte schneiden. Die Selleriestangen waschen und der Länge nach in Streifen schneiden.

2 Das Öl im Wok erhitzen, Gemüse und Wakame oder Kelp darin unter Wenden etwa 1 Minute braten, dann in einer Schüssel mit Brühe, Essig und Salz mischen.

3 Die Reisnudeln in einer Schüssel mit kochendem Wasser übergießen und weich werden lassen. Auf ein Sieb abgießen und mit dem Gemüse mischen.

TIPP

Die fruchtige Säure von Apfelessig passt gut zu Meeresgemüse und ein paar Löffel Brühe machen Salate mit Reisnudeln schön saftig.

Couscous mit Nori

Zutaten für 4 Portionen

300 g Instant-Couscous
2–3 geröstete Noriblätter
600 ml Wasser
1 kleine Salatgurke oder 2 Minigurken
2 Tomaten
3–4 Frühlingszwiebeln
Saft von 1 Zitrone
1 Messerspitze Chiliflocken
2 EL Olivenöl
Salz nach Belieben

1 Das Couscous in eine Schüssel geben, die Noriblätter in Stücke zupfen und zufügen. Das kochende Wasser darübergießen und alles zugedeckt etwa 5 Minuten quellen lassen, bis das Couscous weich, aber noch körnig ist.

2 Die Gurke und die Tomaten waschen, abtrocknen und klein würfeln. Die Frühlingszwiebeln putzen, waschen und mit den saftigen grünen Blättern schräg in Scheibchen schneiden.

3 Alle diese Zutaten in die Salatschüssel geben, Couscous mit Nori, den ausgepressten Zitronensaft, Chiliflocken und das Öl hinzufügen. Couscous mit einer Gabel mischen und mit Salz abschmecken.

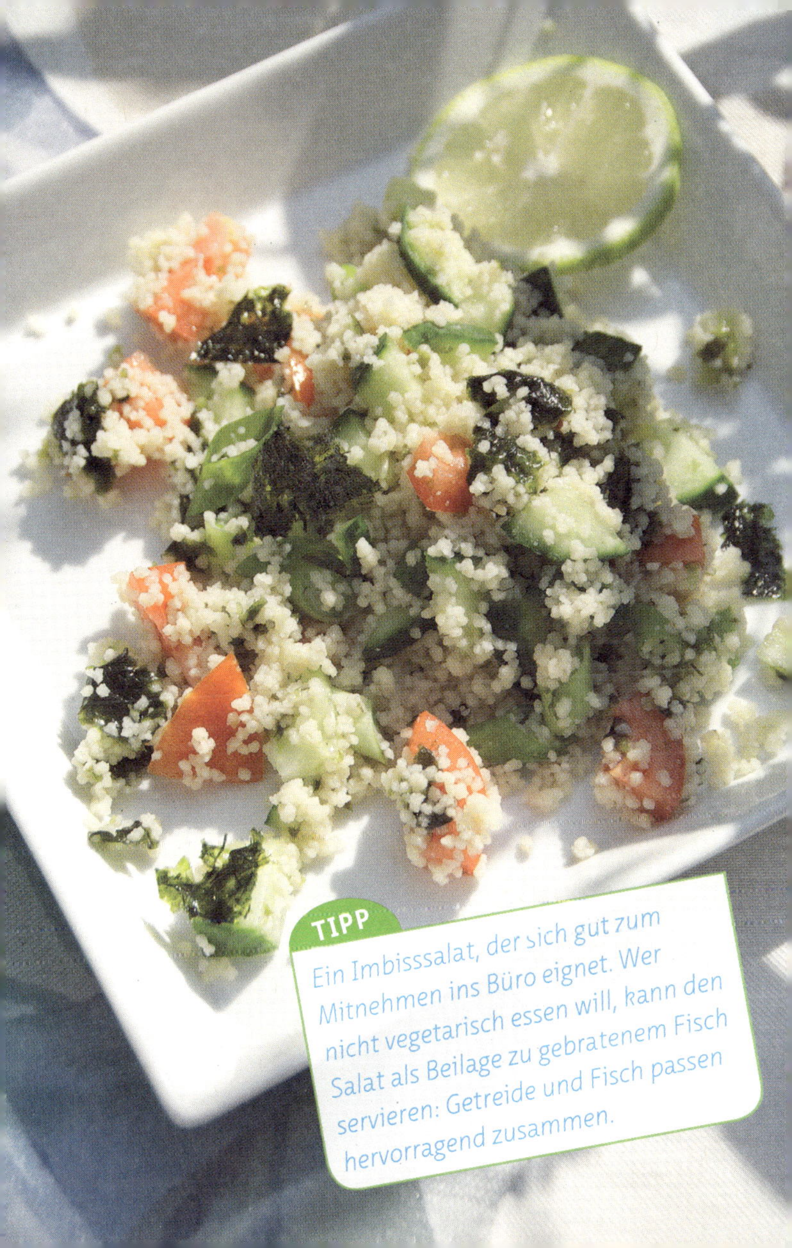

TIPP

Ein Imbisssalat, der sich gut zum Mitnehmen ins Büro eignet. Wer nicht vegetarisch essen will, kann den Salat als Beilage zu gebratenem Fisch servieren: Getreide und Fisch passen hervorragend zusammen.

Gefüllte Zucchiniblüten

Zutaten für 4 Portionen

1 EL getrocknete Dulse (etwa 3 g)
2 EL kleine Kapern
150 g Ricotta
Frisch gemahlener Pfeffer
Salz nach Belieben
8 große Zucchiniblüten
60 g Mehl
etwa 9 EL kaltes Wasser
1 Eiweiß
Öl zum Frittieren

1 Die Dulse vorbereiten (→ Seite 34 f.) und mit den abgetropften Kapern ganz fein zerkleinern. Beide Zutaten mit Ricotta mischen, diese Creme mit einer kräftigen Prise Pfeffer würzen und mit Salz abschmecken.

2 Die Zucchiniblüten waschen und sehr gut trockentupfen. Die Narbe mit den Staubgefäßen im Inneren der Blüte mit einer Pinzette oder kleinen Schere abknipsen. Die Blüten mit der Creme füllen und oben leicht zusammendrehen, damit sie sich beim Frittieren nicht öffnen.

3 Das Mehl mit 6 EL Wasser glatt rühren, das Eiweiß mit dem restlichen Wasser verquirlen und untermischen.

4 Das Öl zum Frittieren erhitzen. Die Zucchiniblüten nacheinander in den Teig tauchen und im heißen Öl etwa 2 Minuten ausbacken, bis sie eine zartbraune Kruste haben. Auf Küchenpapier kurz abtropfen lassen. Mit grob gemahlenem Pfeffer bestreuen und heiß servieren.

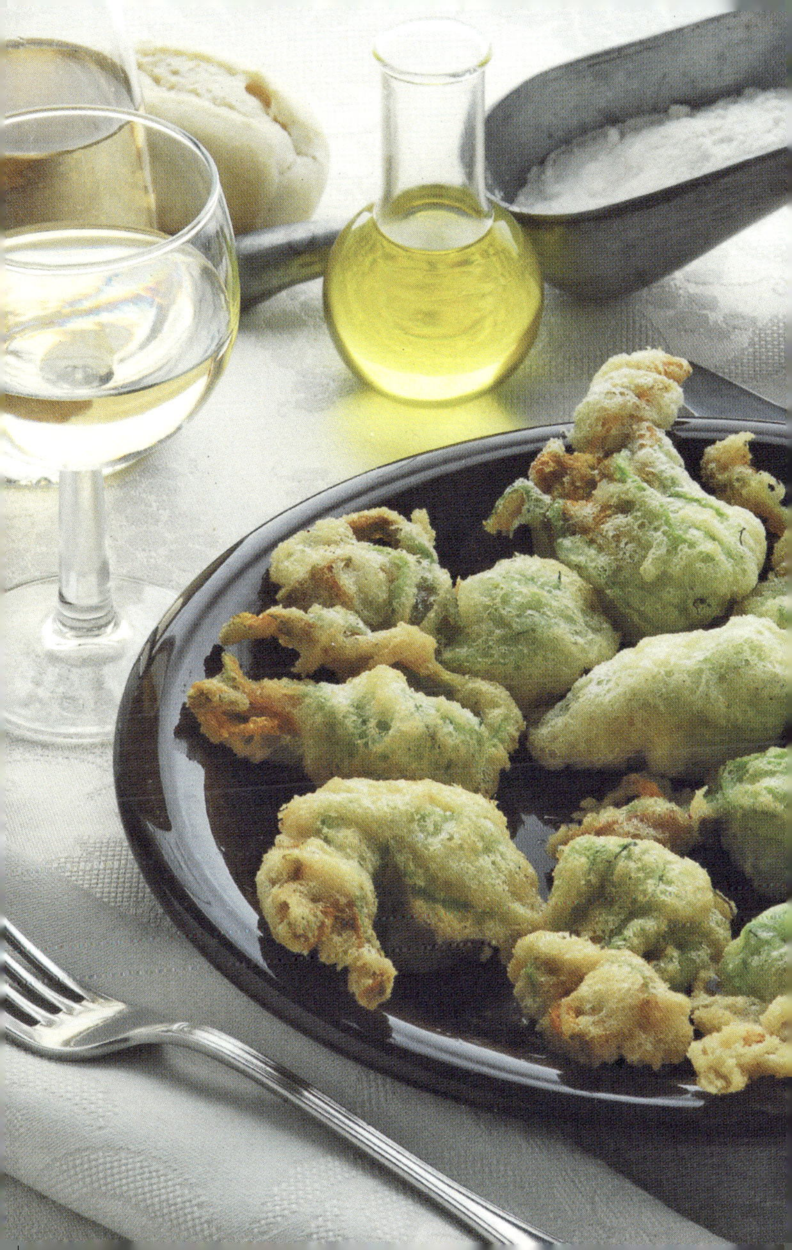

Hefeküchlein mit Nori

Zutaten für 12 Stück

500 g Mehl
1 Päckchen Trockenhefe
¼ TL Natron
1 TL Zucker
10 g Salz
600 ml Milch
2 EL Öl
5 große oder 10 kleine, geröstete Noriblätter
Öl zum Braten

1 Das Mehl mit Hefe, Natron, Zucker und Salz in einer Schüssel mischen. Die Milch und das Öl zugeben und etwa 5 Minuten rühren, bis der Teig glatt ist. Zugedeckt an einem warmen Ort etwa 1 ½ Stunden gehen lassen, bis er Blasen bildet.

2 Die Noriblätter in beliebig große Stücke schneiden. Pro Küchlein etwa 2 EL Teig in eine große beschichtete Pfanne mit heißem Öl geben, mit Nori belegen und bei mittlerer Hitze zugedeckt backen, bis der Teig an der Oberfläche fest ist.

3 Die Küchlein wenden, noch 2 bis 3 Minuten ohne Deckel backen und heiß aus der Pfanne servieren.

Hausnatron gibt es im Supermarkt, meist im Gewürz- oder Backregal.

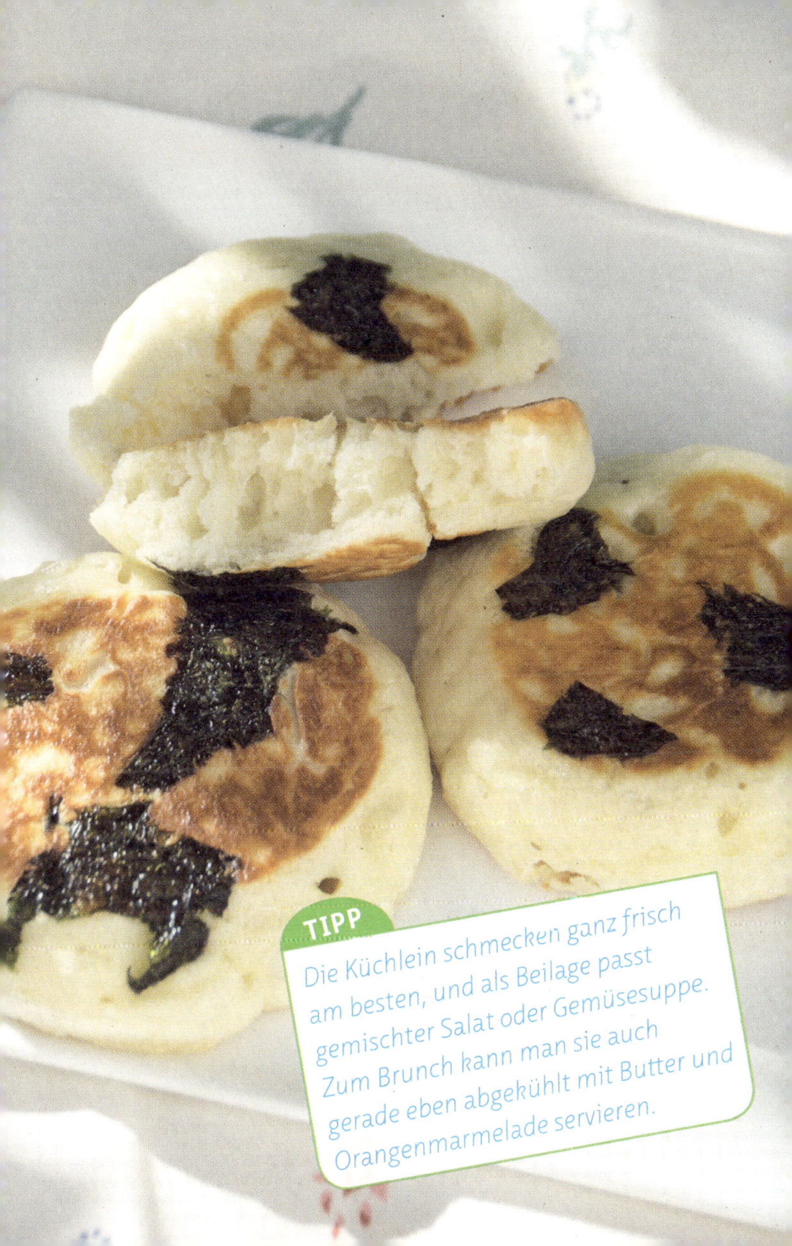

TIPP

Die Küchlein schmecken ganz frisch am besten, und als Beilage passt gemischter Salat oder Gemüsesuppe. Zum Brunch kann man sie auch gerade eben abgekühlt mit Butter und Orangenmarmelade servieren.

Knäckebrot mit Dulse

Zutaten für 2 Backbleche

100 g Sesamkörner
1 EL Chiasamen
2 EL getrocknete Dulseflocken (etwa 6 g)
50 g grobes Weizenschrot
100 g blütenzarte Haferflocken
½ TL Salz
500 ml Wasser
Fett für die Bleche

1 Die Sesamkörner, die Chiasamen und die Dulseflocken in einer Pfanne ohne Fettzugabe bei schwacher Hitze rösten, bis die Mischung duftet. Dabei immer wieder umrühren und darauf achten, dass die Mischung nicht dunkel wird. Von der Kochstelle nehmen und auf einem Teller lauwarm abkühlen lassen.

2 Weizenschrot, Haferflocken und Salz in einer Schüssel mischen, die gerösteten Zutaten und das Wasser hinzufügen und alles verrühren.

3 Die Mischung auf 2 gefettete Backbleche streichen und nach Wunsch mit einem Messer Portionsstücke markieren. Die Bleche nacheinander in den vorgeheizten Backofen schieben und die Teigfladen bei 180 °C etwa 40 Minuten backen, bis sie hart sind.

4 Die Bleche herausnehmen, das Brot darauf etwas abkühlen lassen, dann auf Kuchengitter legen, ganz abkühlen lassen und in Stücke brechen.

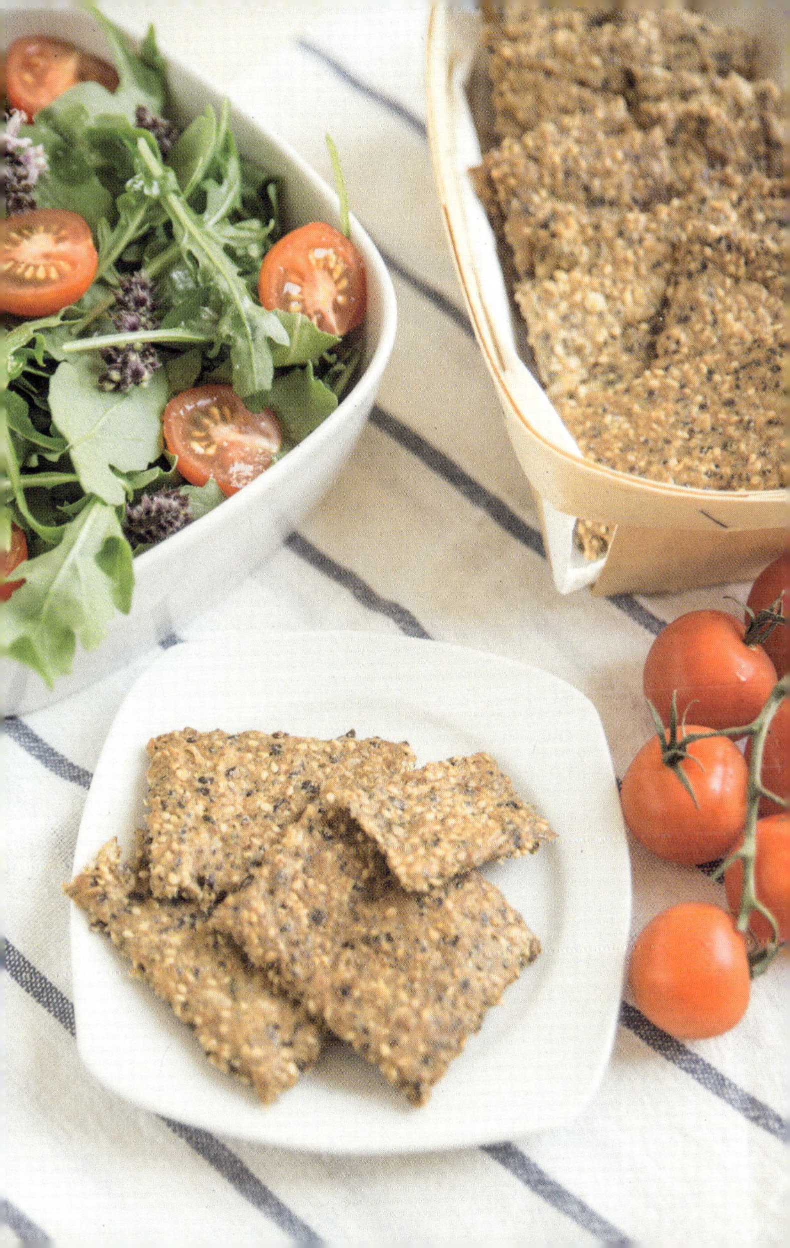

Wakame-Frikadellen

Zutaten für 4 Portionen

Für die Frikadellen

200 g Kichererbsen
10 g Wakame
50–100 ml Wasser
Frisch gemahlener Pfeffer
Salz nach Belieben
1 kleine Zwiebel
1 TL abgeriebene Bio-Zitronenschale
Saft von 1 Zitrone
Öl zum Braten

1 Für die Vorbereitung die Kichererbsen und die Wakame in reichlich Wasser etwa 12 Stunden einweichen, dabei das Wasser 2-mal wechseln.

2 Für die Zubereitung die Kichererbsen und die Wakame auf ein Sieb abgießen, kalt abspülen und dann mit 50 ml Wasser pürieren. Eventuell noch Wasser zugießen: Die Masse soll so fest wie Frikadellenteig sein.

3 Die Zwiebel schälen und fein zerkleinern, mit Zitronenschale, dem ausgepressten Zitronensaft sowie einer kräftigen Prise Salz und Pfeffer zum Kichererbsenpüree geben und alles vermischen. Aus dem Teig flache Frikadellen formen und in einer großen, beschichteten Pfanne mit heißem Öl bei mittlerer Hitze pro Seite etwa 5 Minuten braten.

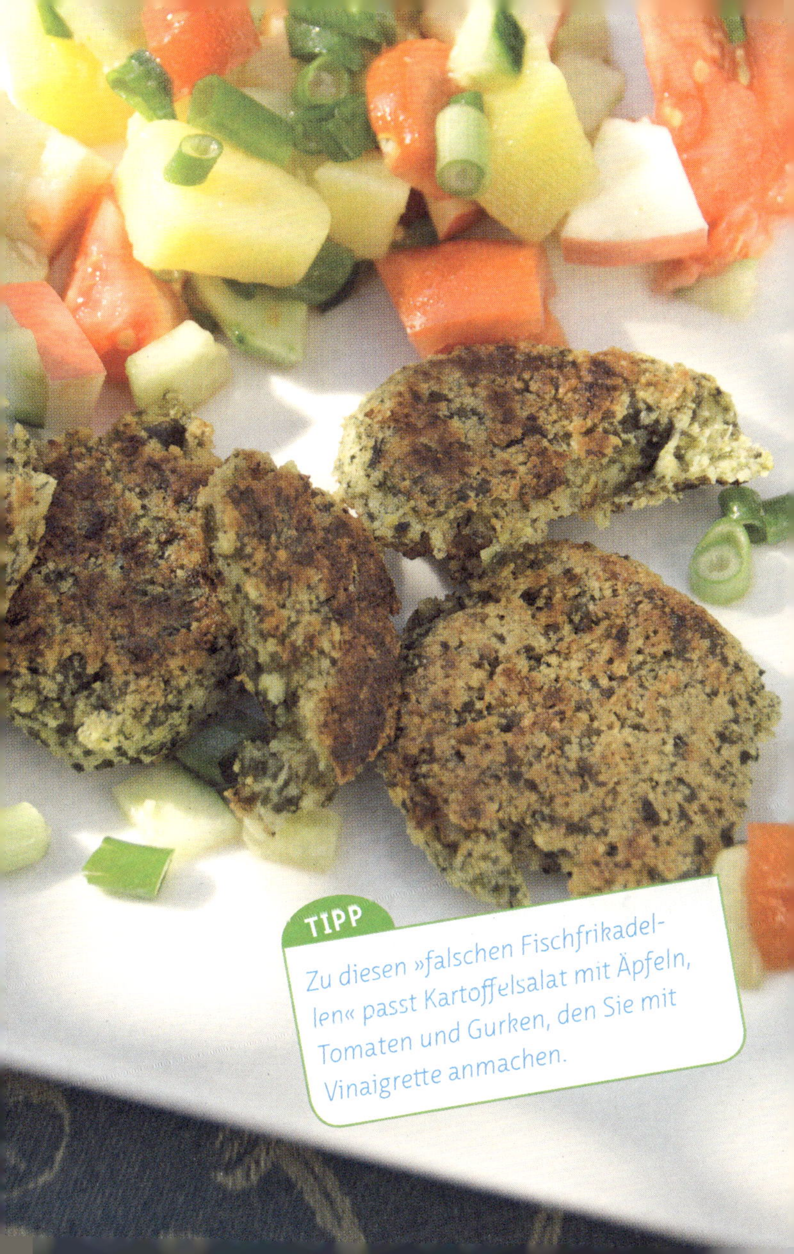

TIPP

Zu diesen »falschen Fischfrikadellen« passt Kartoffelsalat mit Äpfeln, Tomaten und Gurken, den Sie mit Vinaigrette anmachen.

Laverbread

Zutaten für 6–8 Portionen

600 g selbst gesammelte Laver (→ Seite 58)

1 TL Salz oder 1 große Messerspitze Natron

1 Laver waschen, dann in einer Schüssel mit kaltem Wasser und Salz oder Natron 3–4 Stunden ziehen lassen.

2 Abgießen und in eine große, schwere Kasserolle geben. Mit frischem Wasser bedecken, zum Kochen bringen und etwa 6 Stunden zugedeckt sanft köcheln lassen, bis es geliert.

3 Abkühlen lassen und in Schraubgläser zum Kühlen oder Boxen zum Tiefkühlen füllen. Gekühlt hält sich Laver 2–3 Wochen, tiefgefroren etwa 6 Monate.

INFO

FÜR DEN VORRAT

Laverbread ist der traditionelle Name für das Algengelee, das man heute vorwiegend in Wales noch auf regionalen Märkten bekommt; bei uns kann man es in Dosen bei ebay kaufen.

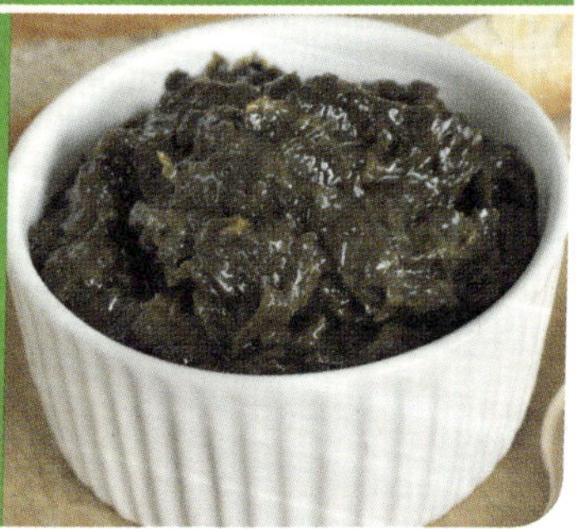

Laver-Suppe

Zutaten für 4 Portionen

1 kleine Zwiebel
1 Möhre
1 mehlige Kartoffel
2 EL Öl
300 g Laverbread
600 ml Gemüsebrühe
Salz nach Belieben
Frisch gemahlener Pfeffer
1–2 TL Zitronensaft

1 Die Zwiebel und die Möhre schälen und fein zerkleinern, die Kartoffel schälen, waschen und reiben. Alle diese Zutaten im heißen Öl anbraten und zugedeckt 15 Minuten dünsten.

2 Laverbread und Brühe zugeben, aufkochen und 10 Minuten sanft kochen lassen. Mit Salz, Pfeffer und Zitronensaft abschmecken und sehr heiß servieren.

TIPPS

*Für **Sauce zu Lammbraten** etwa 300 g Laverbread erhitzen, aber nicht aufkochen. Mit 2 EL Butter und dem Saft von 1 Orange verrühren, mit Salz und Pfeffer würzen.*
*Für **Laver-Küchlein** 3 gehäufte EL Laverbread mit so viel feinen Haferflocken vermischen, dass die Masse wie Frikadellenteig bindet. Mit Salz und Zitronenpfeffer würzen, mit einem Esslöffel zu Frikadellen abstechen, in Haferflocken wenden und in heißem Öl backen. Original brät man die Küchlein in Speckfett und serviert gebratenen Bacon dazu.*

Spaghetti mit Haricot de mer

Zutaten für 4 Portionen

20 g getrocknete Meeresspaghetti (Haricot de mer)
500 g frische grüne Bohnen und Palbohnen gemischt
4 Frühlingszwiebeln
2–3 Handvoll Cocktailtomaten
2 Knoblauchzehen
2 EL Olivenöl
4 EL Gemüsebrühe
200 g Soja- oder Reissahne
400 g Spaghetti
Salz nach Belieben
Frisch gemahlener Pfeffer

1 Meeresspaghetti vorbereiten (→ Seite 34 f.) und trockentupfen. Die grünen Bohnen und die Palbohnen waschen, die Frühlingszwiebeln waschen und in etwa fingerlange Stücke schneiden. Die Cocktailtomaten waschen und halbieren, den Knoblauch schälen und in feine Scheibchen schneiden.

2 Alle diese Zutaten in einer großen Pfanne mit dem heißen Öl unter Rühren anbraten. Die Gemüsebrühe zugeben und alles zugedeckt etwa 7 Minuten garen, bis die Bohnen bissfest sind. Die Sahne zugeben und unter Rühren erhitzen.

3 Während das Gemüse gart, die Spaghetti in reichlich Salzwasser bissfest kochen, abgießen, abtropfen lassen und zum Gemüse in die Pfanne geben. Nun alles mischen, mit Salz und einer kräftigen Prise Pfeffer abschmecken und sofort servieren.

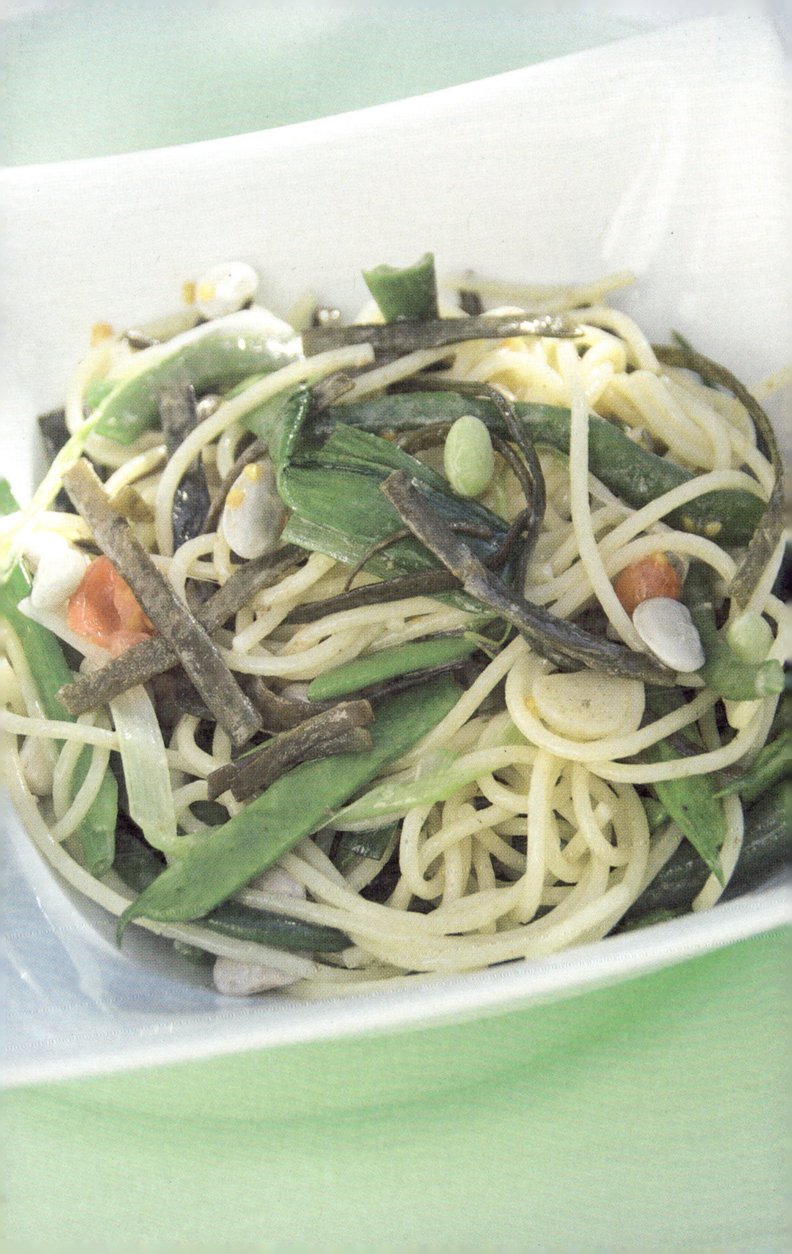

Zucchini-Quiche mit Arame

Zutaten für 8 Stücke

Für den Teig

200 g Mehl

¼ TL Salz

½ TL abgeriebene Biozitronenschale

100 g Butter

2–3 EL Joghurt

Für den Belag

400 g kleine Zucchini

1 TL Thymianblättchen

Saft von 1 Zitrone

2 EL Olivenöl

Frisch gemahlener Pfeffer

1 EL getrocknete Arame (etwa 5 g)

3 Eier

5 EL Sojasahne

Salz nach Belieben

5–6 Cocktailtomaten

1 Für den Teig alle Zutaten miteinander verkneten, dann eine gefettete Springform von 26 cm Durchmesser damit auslegen und einen Rand hochziehen. Den Teig mit einer Gabel mehrmals einstechen und 1 Stunde kühlen.

2 Inzwischen die Zucchini waschen, putzen, klein würfeln und in einer Schüssel mit Thymian, Zitronensaft, Öl und Pfeffer mischen und zugedeckt 1 Stunde marinieren. Die Arame vorbereiten (→ Seite 34 f.), trockentupfen und nach Wunsch noch feiner zerkleinern.

3 Zucchini und Arame auf dem Teig verteilen. Eier mit Sojasahne und Salz verquirlen und darüber gießen. Die Quiche mit den halbierten Tomaten belegen und im vorgeheizten Backofen bei 200 °C etwa 40 Minuten backen.

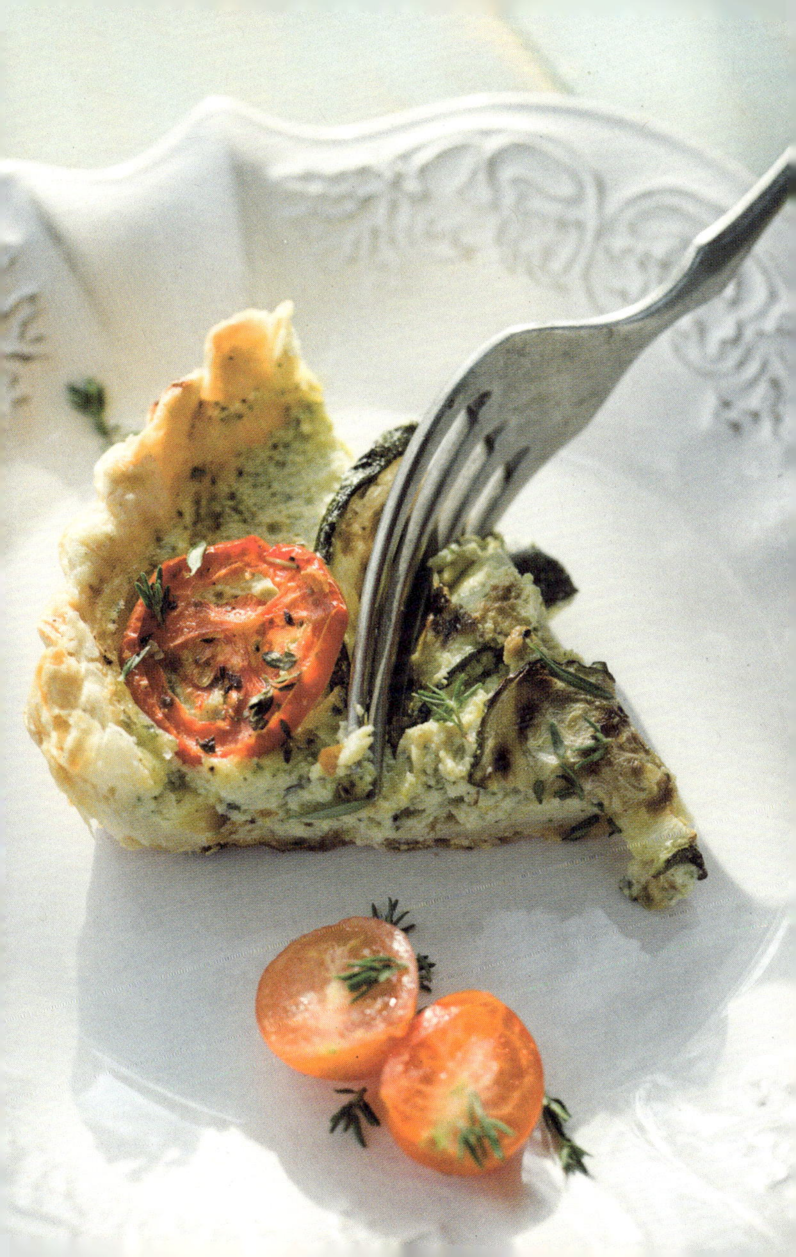

Gedünsteter Rettich

Zutaten für 4 Portionen

500 g weißer Rettich
1 Streifen Kombu (etwa 5 x 8 cm)
750 ml Dashi (→ Seite 67)
3 EL Sojasauce
2 EL Mirin (→ Glossar, Seite 124 f.)
2 EL Zucker
1 TL Salz

1 Den Rettich schälen, in 4 cm dicke Scheiben schneiden und jeweils auf einer Seite kreuzweise etwa 1 cm tief einschneiden. Die Scheiben nebeneinander in einen Topf legen, mit Wasser bedecken und aufkochen. Zugedeckt bei schwacher Hitze 10 Minuten kochen, dann herausnehmen und abtropfen lassen.

2 Den Kombu mit einem feuchten Tuch abwischen und auf den Boden des Topfes legen. Die Rettichscheiben auf den Kombu legen.

3 Dashi mit Sojasauce, Mirin, Zucker und Salz verrühren, über den Rettich gießen und aufkochen. Den Rettich nun zugedeckt etwa 10 Minuten ziehen lassen, bis er butterweich ist und dann auf einen Teller legen.

4 Den Kombu in vier Stücke schneiden und in vorgewärmte Portionsschalen geben. Den Rettich auf den Kombu legen und so viel Kochbrühe zugießen, dass die Rettichscheiben etwa zur Hälfte darin liegen.

Matcha-Mus

Zutaten für 2 Portionen

1 großer Apfel
2 EL Chiasamen
1 kleines geröstetes Noriblatt
1 TL Matchapulver
200 ml Kokosdrink natur

Den Apfel waschen und in Stücke schneiden, dabei nach Belieben das Kerngehäuse entfernen. Die Stücke im Mixer mit Chiasamen, Noriblättern, Matchapulver und dem Kokosdrink pürieren.

TIPP

Matcha, fein gemahlener grüner Tee, ist reich an Antioxidanzien fürs Immunsystem und scheint an der Kariesprophylaxe beteiligt zu sein. Wie Chia und Kokos fördert das intensiv grüne Pulver die Verdauung; das Mus ist also auch eine sanfte Hilfe gegen Verstopfung.

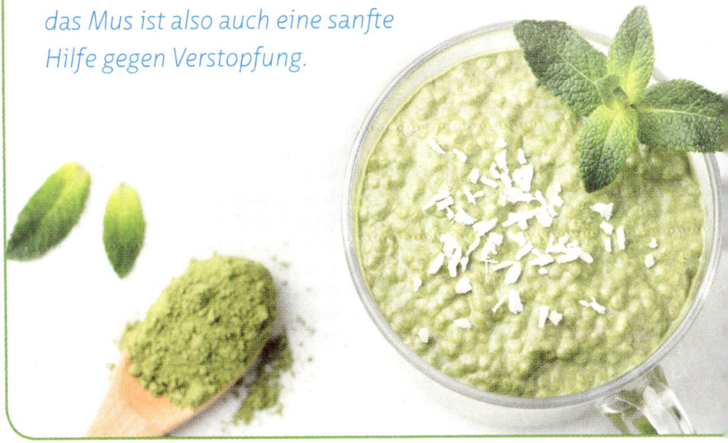

Gerstengras-Drink

Zutaten für 2 Portionen

2 Handvoll Gerstengras
2 Handvoll junge Brennnesselblätter
1 Scheibe Zitrone
1 EL Reissahne
1 TL Chlorella-Pulver
250 ml Apfelsaft
Salz
Frisch gemahlener Pfeffer

1 Das Gerstengras und die Brennnesselblättchen waschen und anschließend grob zerkleinern. Schale und Kerne der Zitronenscheibe entfernen.

2 Alle diese vorbereiteten Zutaten in den Mixer geben. Reissahne und Chlorella zufügen und den Drink pürieren. Während des Mixvorgangs den Apfelsaft zugießen.

3 Die gemixten Zutaten mit Salz und Pfeffer abschmecken und in vorbereitete Gläser geben.

TIPP

Gerstengras und Brennnesseln helfen Ihnen beim Entschlacken im Frühling: Die Bitterstoffe darin fördern die Gallensaftbildung und unterstützen die Leber beim Entgiften. Der hohe Kaliumgehalt steigert die Harnausscheidung. Chorella setzt man in der Naturheilkunde zur Entgiftung bei Belastung durch Schwermetalle ein *(→ Seite 30).*

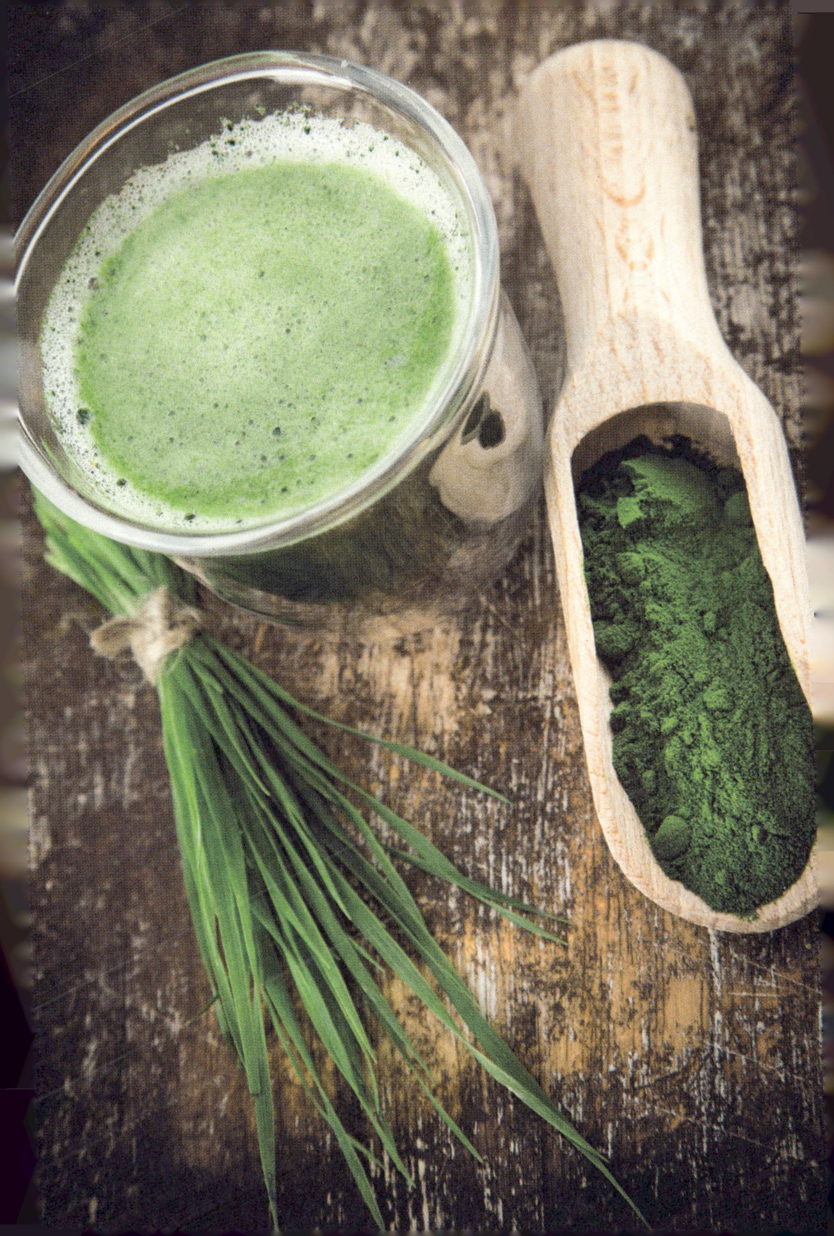

Glossar

Mirin: süßer Reiswein mit etwa 14 Vol.-% Alkohol, den man nur zum Kochen nimmt.

Miso: Paste aus Sojabohnen, Getreide, Salz und Wasser. Je nach Region und Rezept verwendet man unterschiedliche Sorten. Bei uns gibt es in Japanläden und über den Versand helles, relativ mildes Miso und dunkle, rötliche Miso-Paste, die besonders würzig und für Europäer oft zu streng schmeckt. Beide Pasten sind salzig; deshalb Misogerichte immer kosten, bevor man mit Salz würzt.

Kushi – Paniermehl für Gemüse-Spieße: Es ist grob wie Kokosflocken, und man bekommt es abgepackt im Japanladen. Die Bezeichnungen auf der Packung sind unterschiedlich: Panko, Breadcrumbs oder auch Tonkatsu-Panade. Je nach Panade-Art wendet man die Spieße zuerst in Milch und/oder in mit etwas kaltem Wasser verquirltem Ei.

Ramen: Typische japanische Nudelsuppe, meist vom Schnellimbiss. Die Nudeln werden am Stand frisch gekocht, die Einlage nach Wunsch kombiniert und rasch gebraten. Der Fond ist fertig und durch die lange Kochzeit hocharomatisch. Es gibt spezielle Ramen-Schüsseln aus Porzellan, größer als normale Essschälchen. Andere Schüsseln tun es auch, nur Suppenteller passen nicht. Die Einlage isst man mit Stäbchen, die Brühe wird getrunken.

Sojasauce: Kann aus Sojabohnen und Weizen hergestellt werden (Shoyu) oder nur aus Sojabohnen bestehen (Tamari). Helle Sojasauce ist gewöhnlich salzig, dunkle Saucen sind intensiv würzig und süß mit leichtem Malzaroma.

Tahin: Spezialität der nordafrikanischen und makrobiotischen Küche. Die Creme aus Sesamkörnern, in der Konsistenz wie Erdnussbutter, bekommen Sie in Naturkostläden und Reformhäusern. Mild und angenehm nussig schmeckt helles Tahin aus geschältem Sesam.

Thalli: Die »Blätter« von Meeresgemüse.

Umeboshi: Wörtlich übersetzt heißt das »getrocknete Pflaume«, und tatsächlich gibt es diese japanische Spezialität in gut sortierten Naturkostläden getrocknet in Gläsern. Umeboshi sind auch eingelegte Pflaumen: Unreife Früchte werden in Salzlake eingeweicht, mit Shiso-Blättern (→ Seite 82) umwickelt und in ein Salzbad eingelegt. So sind sie Bestandteil des traditionellen japanischen Frühstücks, und ein britischer Journalist hat sie als kulinarisches Äquivalent zur kalten Dusche bezeichnet, weil sie die Lebensgeister auf einen Schlag wecken. Sie sollen die Verdauung anregen und den Darm pflegen.

Wasabi oder japanischer Meerrettich: In Japan kennt man Wasabi seit etwa einem Jahrtausend. Die Staude mit den herzförmigen Blättern und der durchdringend scharfen, rübenähnlichen Wurzel wächst wie unsere Brunnenkresse an fließenden Gewässern in kühlen Regionen. Man isst den frisch geraspelten Meerrettich vorwiegend zu kalten Gerichten. Blätter und Wurzeln werden auf der Basis von Reisessig auch zu scharfem Senf verarbeitet. Nach Europa kam Wasabi als Beilage zu Sashimi oder Sushi. Gewöhnlich muss man sich mit Wasabipulver oder Paste aus der Tube begnügen, denn die frische Wurzel gibt es kaum zu kaufen.

Nützliche Adressen

Hier eine kleine Auswahl an Websites zu Meeresgemüse und Algen:

- Frisches, eingesalzenes Meeresgemüse können Sie online bestellen:
  www.hamppmedia.de/algen-frisch-eingesalzen
- Die Sylter Algenfarm informiert Sie über Algenanbau in Deutschland:
  www.algenfarm.de
- Testergebnisse zum Jodgehalt in Gemüsealgen bietet die Stiftung Warentest:
  www.test.de/Jod-in-Gemuesealgen-Schock-aus-dem-Meer-1051651-2051651/
- Über Jodzufuhr bei Funktionsstörungen der Schilddrüse informiert das Bundesinstitut für Risikobewertung (BfR):
  www.bfr.bund.de
- Zum Ausleiten mithilfe von Chlorella:
  www.gesund-heilfasten.de/nahrungsergaenzung/algen

Register

A
(Algen) aufbewahren 32
α-Linolensäure 27 f., 62
Aquakultur 13, 31
Arsen 45, 48
Asienladen 62, 75, 82
Ausleitung 30, 37

B
Beta-Carotin 18, 51, 63
Blaualgen 8, 63
Braunalgen 8 f., 13, 19, 28, 30, 47, 50 f.

C
Calcium 19, 48, 54, 60
Chlorophyll 8 f., 14, 29 f., 54, 62
Cholesterin 24

D
Detoxing 29 f.

E
Eisen 19, 48, 52, 60
(Algen) ernten 33 ff.
Enzyme 19 f.

F
Fettsäuren 10, 17 f., 24 f., 27 f., 36
Flachwassergebiete 12
Folsäure 19, 26

G
Geliermittel 13, 46, 62
Grünalgen 9, 19, 53, 62

I
Immunsystem 18, 20 f., 23 f., 30, 41, 43, 51, 68, 89, 121
Internet 31, 33

J
Jodgehalt 20 f., 29, 34, 36 f., 41, 43, 45, 49 f., 52, 54, 59 f.

K
(Algen) kaufen 31

M
Makroalgen 8, 13, 17, 37
Makrobiotik 16
Mikroalgen 8, 14, 17, 30 f., 37
Mikronährstoffe 17 f., 20, 26, 31, 41, 43, 54, 56
Mineralstoffe 10, 17 f., 32, 36, 48, 61

N
Nahrungsergänzungsmittel 17, 31, 37, 63

O
Öle, ätherische 35
Omega-3-Fettsäure 18, 27 f., 35, 48
Onlineversand 31, 50, 75, 82
Oxidationsschutz 20

P
Plankton 8, 35
Polyphenole 51 f.
Protein 17 f., 25 f., 36, 62 f.

R
Rhizoid 34
Riesentang 8
Rotalgen 9, 13 f., 42, 46, 55, 58 f., 62
Rückstände 48

S
Schadstoffe 29, 51
Schilddrüse 21 f.
Schwermetalle 29 f., 63, 122
Selen 20, 66
Stabilisator 13, 46
Stoffwechsel 16, 18, 20, 22, 43, 51 f., 89
Superfood 14, 62 f.
Sushi 15, 22, 55 ff., 86, 88
Süßwasser 12, 55, 62

T
Tidentabelle 33

V
Vitamine 10, 17 ff., 48, 56, 60
(Algen) vorbereiten 43 f.

W
Wasserqualität 29, 31

Z
Zink 20

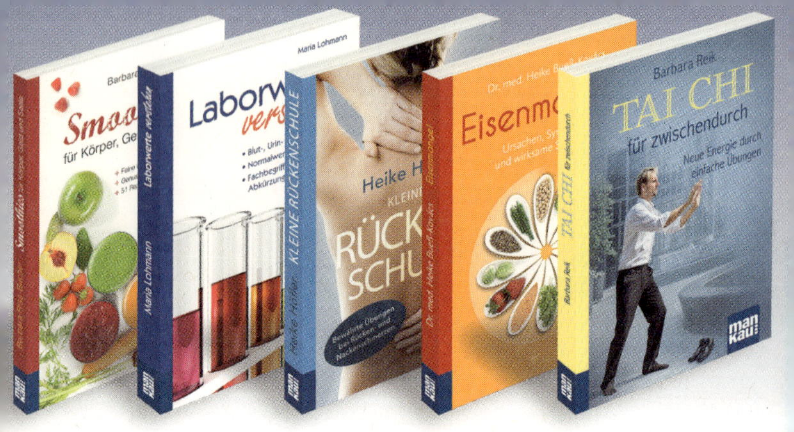
Maria Lohmann
Laborwerte verstehen
KLEINE RÜCKENSCHULE
Heike Höfler
Barbara Reik
TAI CHI
für zwischendurch
Neue Energie durch einfache Übungen
man kau